一生もののセルフケア

月のヨガ

サントーシマ香

prologue

月経は古来「月のもの」と呼ばれ、命の再生には欠かせないものでした。
惑星としての月が、29・5日ごとに空で満ち欠けを繰り返すように
子宮の内側も、ほぼ同じ周期で満ち欠けしています*。

月経期間中は、物理的に出血しているわけですし
心身に大きく影響する女性ホルモンの量も周期の中で変化します。

そういった意味で、女性のからだとともに生きることは
目に見えないものとのバランスを探り続けることなのかもしれません。

ちょうどこの本を書いている最中のことでした。

*約1か月の周期の人が多いですが、正常な女性の月経期間は25日〜38日と幅があります。

お母さんらしいことをしよう、と思い立ち
杏仁豆腐を作って、冷蔵庫で冷やしておきました。
帰宅後の子どもたちへ出したところ、
ひと口食べた息子が「これ、あんまり甘くないね〜」
冷蔵庫へ行って、あずきアイスバーを取りだしました。
すると、それを見た娘が「あずきバー〜」と冷蔵庫へ……。
嬉しそうにアイスバーを食べる子どもたち。

これを書いていて、本当に、恥ずかしいくらい些細《ささい》なことですが……
親に忖度《そんたく》しない子どもって、のびのび育っていて健全なのですが……
どうやら、アイスバーのほうがおいしかったみたいです。

私は、そのときちょうど月経の前々日で
「お母さん、せっかく作ったのだから
今日は杏仁豆腐をおやつに食べて欲しいな」と
自分の気持ちを言葉にして伝えました。
でも、じんわり悲しくなり、別の部屋に行って横になりました。

月経前って普段だと笑って流せるようなことでも
傷つきやすくなるんですよね。

そんな40代だけど現役のこじらせ女子である私は、20代のはじめに
ヨガに出会い、そのときは激しめのヨガをやっていました。
終わった後の爽快感と、できないなりにチャレンジしている
ストイックな自分も好きでした。

上の子を産んだ後、産後の検診で担当医に
「問題ないですね、普通の生活に戻っていいですよ」と言われたのですが
妊娠前の自分とは違う人になったように疲れていて
男性がデザインした活動量の多いヨガは合わなくなりました。

マタニティや産後ヨガなどの女性の事情に合わせたヨガが
20世紀後半になり自然な流れの中で考案されて
ある程度の有効性が認められている中で
この本では月ごとの女性ホルモンのゆらぎに寄り添う

ムーンサイクル（月経周期）を整えるヨガを提案したいと思います。

また、ヨガの姉妹科学であるアーユルヴェーダでは
どのような月経を迎えるかは
その女性の総合的な健康状態を反映しているとされており
毎月の月経は、その前のサイクルをどのように過ごしてきたか
からだから私たちへの手紙でもあると考えられています。

そして、この手紙は毎月新しく書き換えられるものなので
食事や休息、自他との関係性を意識することで
よりピースフルな性質のものへと変化する可能性をもっています。

肌の色や、信じている神さまの名前が違っても
地球上のすべての人たちが、子宮から生まれ
生理がある女性のおかげで、今日も新たな命が産声をあげています。

現代女性の経験する生涯のムーンデーは

個人差はあるものの平均２５００日！　約６年間におよぶとか。

内なる月は、満ちたり、欠けたり、バランスをとったり。
そのゆらぎとともに、笑ったり、泣いたりしながら
今日一日を頑張って生きている女性の方たちが
本来のまん丸な自分にくつろぐひとときとなることを祈って
月のヨガを贈ります。

サントーシマ香

本書の使い方

からだ本来がもつ自然な流れや調和へと導く「月のヨガ」。女性ならではのサイクルに寄り添い、少しでも楽に過ごしましょう。月経のある人は、自分のサイクルに合わせたヨガがすすめられます。期間の変わり目がわからないときは、心地よいと思えるほうのプログラムを選んでください。月経がない場合や周期が不規則になる場合は、月の満ち欠けに合わせたヨガをしましょう。

part 1　月のヨガで整える

月のヨガとアーユルヴェーダ、呼吸法

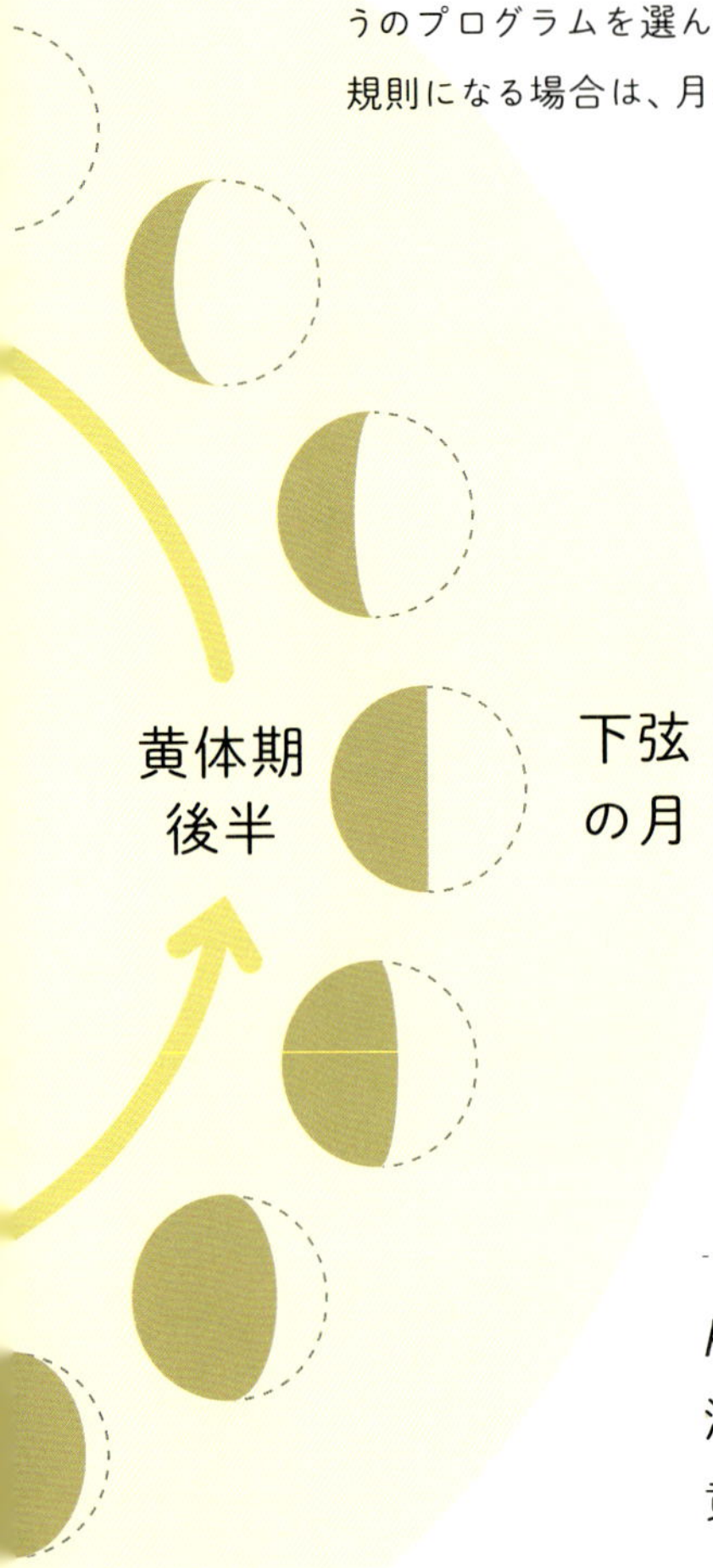

theme
リラックス

part 5

下弦の月〜新月の頃

黄体期後半のヨガ →P.103〜

theme
バランス

part 4

満月〜下弦の月の頃

黄体期前半のヨガ →P.81〜

月経がある人で自分の排卵期がわからない、月経がない、周期が不規則という場合は、卵胞期または黄体期前半のヨガを行ってください。

＊月経周期には個人差があるので、月経期=新月期である必要はありません。
たとえば、満月のときに月経期のヨガを行ってかまいません。
＊月の満ち欠けは、暦の本やネットで「月相」「月齢」と検索すると調べられます。
＊国立天文台　https://eco.mtk.nao.ac.jp/koyomi

part 2

新月〜上弦の月の頃
月経期のヨガ →P.35〜

theme
浄化

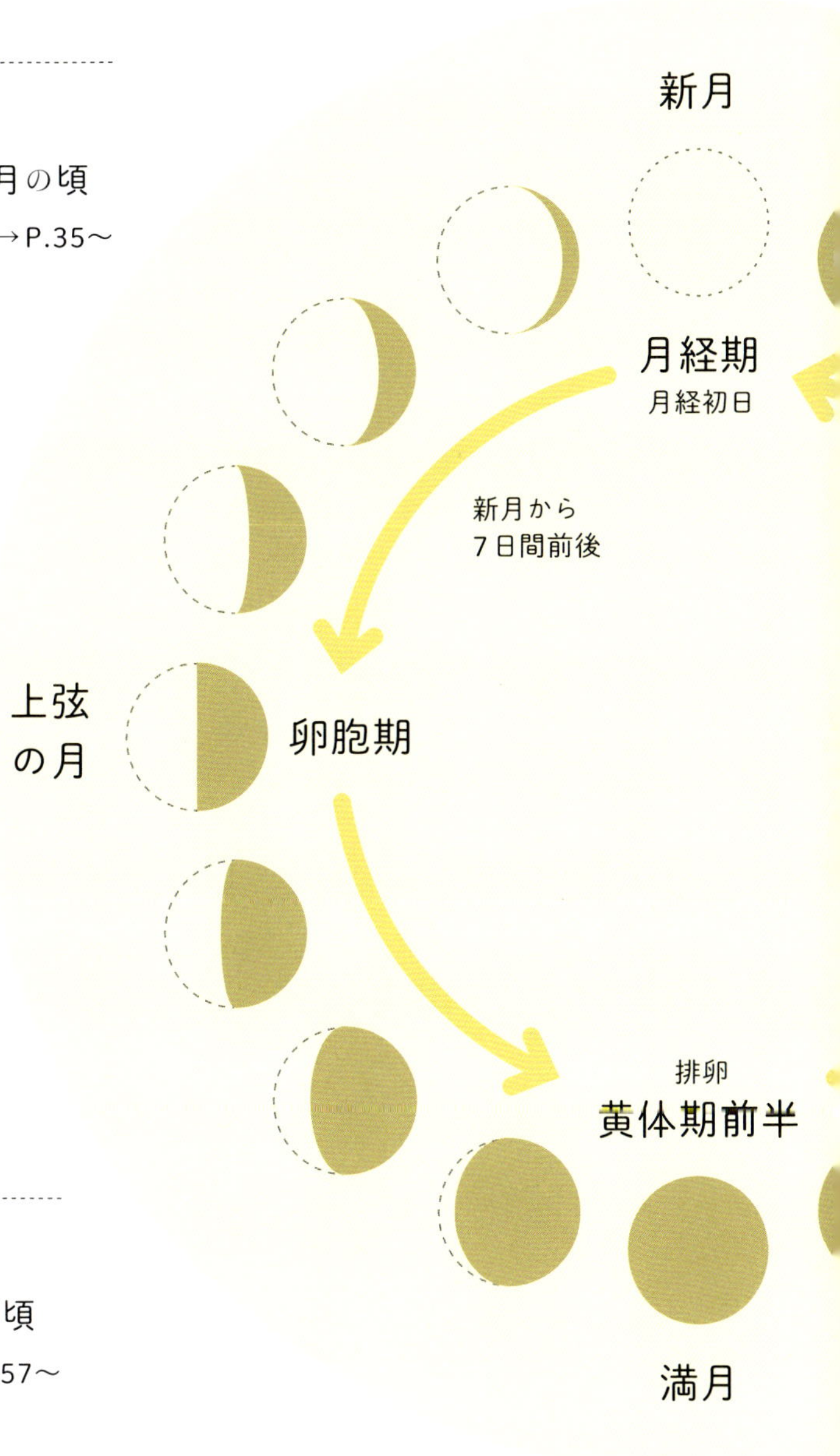

theme
アクティブ

part 3

上弦の月〜満月の頃
卵胞期のヨガ →P.57〜

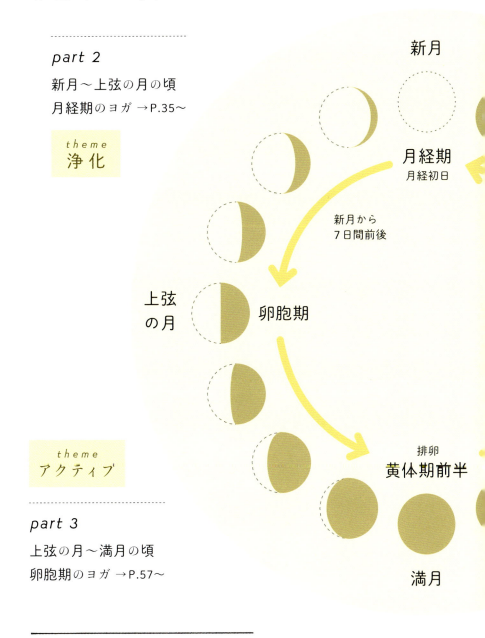

一生もののセルフケア　月のヨガ　目次

part 3
上弦の月～満月の頃のヨガ

part 4
満月～下弦の月の頃のヨガ

part 5
下弦〜新月の頃のヨガ

column

part 1

月のヨガで整える

月の満ち欠けと からだのリズム

ストレスの多い現代社会で、さまざまにゆらぎがちな
女性のからだと心。毎月の女性ホルモンの影響や
年代ごとによって生じる
肉体的・精神的変化、
満ち欠けする月のリズムをいつくしみ、ケアするのが
ムーンサイクルヨガ＝月のヨガのねらいです。

本書でお話しする「月」は二つあります。
一つは、惑星としての月。新月から満月、また新月というサイクルがあります。グレゴリオ暦が導入される前は太陰暦が使われ、人々は月の満ち欠けを生活のリズムの単位として暮らしていました。一定の周期で位相が変わっていく月の力は、潮の満ち引きや植物の生育、動物の生殖活動などを司ります。

二つ目は、女性は、おおよそ11歳前後から始まる初潮から51歳くらいの閉経まで、妊娠中、産後、授乳中のホルモンのはたらきが変わっている時期をのぞき、毎月25日〜38日に1回のリズムで、子宮内膜が厚くなって排出されるという、月のサイクルがからだの中で起きています。

この月経周期と月の満ち欠けのサイクル29・5日がほぼ同様であることからも、女性は月と深い関わりがあります。

月の満ち欠けと自然のはたらき

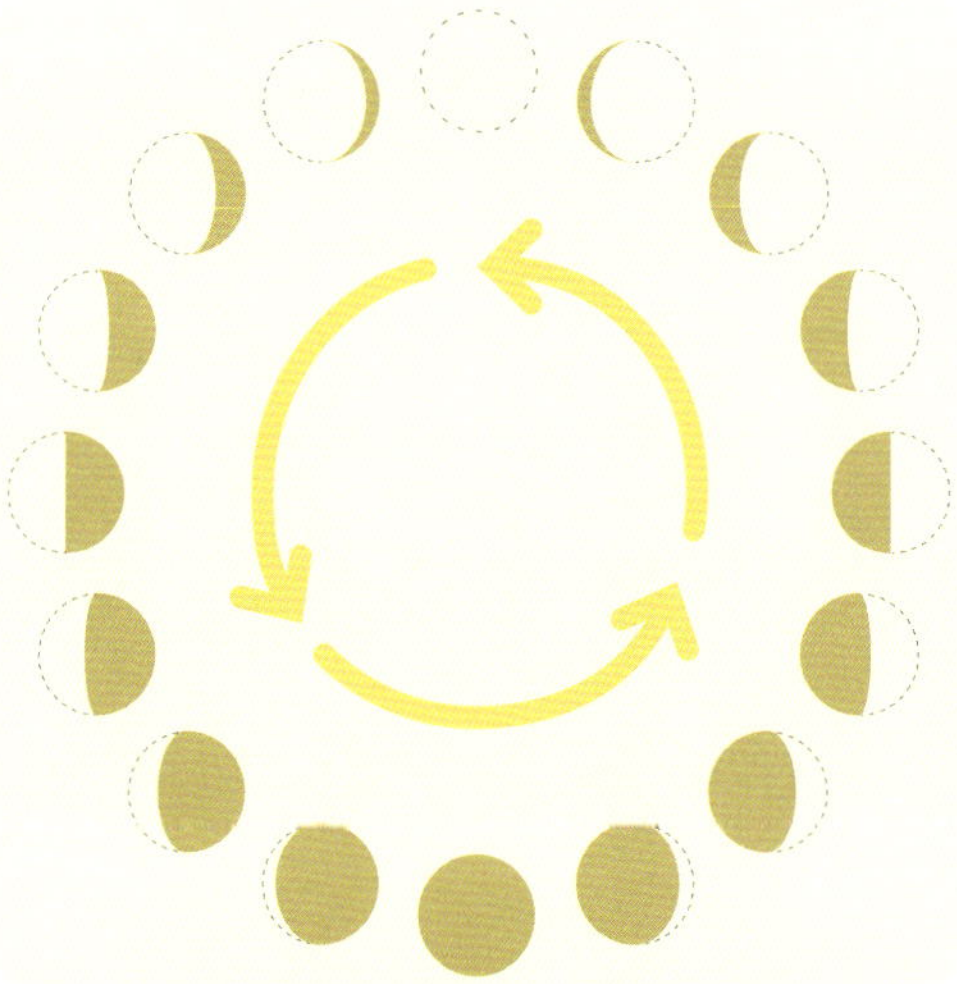
新月〜上弦の月の頃
新しいスタートを迎える
上弦の月〜満月の頃
アクティブに動く
満月〜下弦の月の頃
ちょうどいいバランスを探す
下弦の月〜新月の頃
無理をしない

ムーンサイクルと女性ホルモン

内なる月の満ち欠けには、女性ホルモンが関わっています。卵巣から分泌される女性ホルモンは、脳からの指令を受けて放出したり、抑制したりと、コミュニケーションをとっています。環境や光の量、ストレスによる影響を受けては、排卵サイクルを保つために微細な調節が行われているのです。

子宮内膜の満ち欠けは、脳の視床下部と脳下垂体からエストロゲンやプロゲステロンを出しましょう、止めましょうという指令が出ては、それが卵巣に働きかけることで卵を成熟させ、同時に子宮に働きかけて内膜を厚くします。同時に視床下部や脳下垂体は、環境からのストレスのモニタリング、食欲の調節、そして自律神経の司令塔でもあり体温を調節する働きなど、とても小さい部分ですが、さまざまな役割を担っています。実際、女性の多くは生活リズムが不規則になったり、心的に強いストレスがかかるときには月経が止まったりＰＭＳ（月経前症候群）がひどくなったりします。ホルモンの分泌によって、心身に起きるゆらぎを理解することは、負の影響を軽減する一つの助けになるのではないでしょうか。

内なる月の満ち欠け

月経期

体温が下がり、
女性ホルモンの分泌量は低値
養生キャンペーン

卵胞期

エストロゲンの
分泌量が
アップする時期
活動モードに
スイッチ

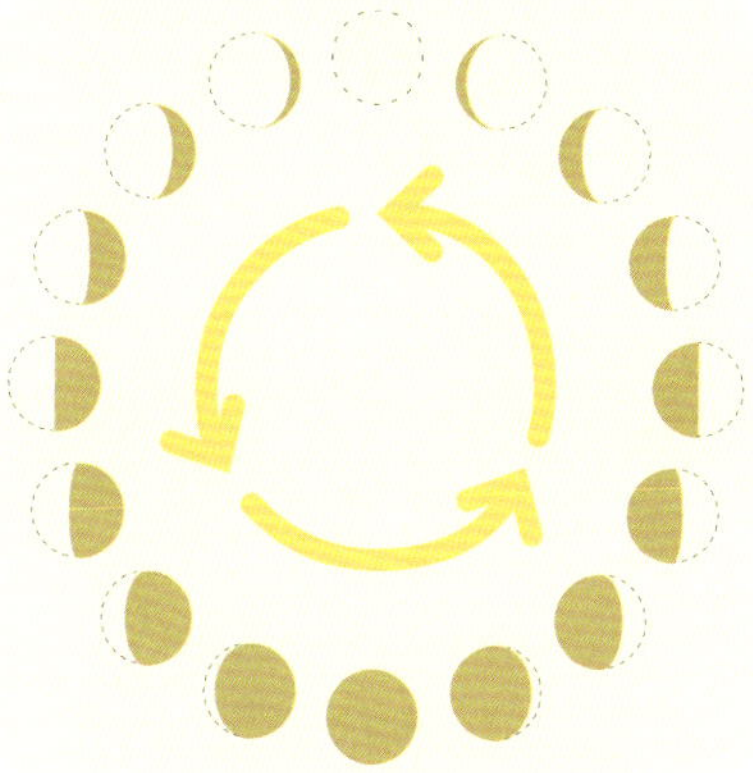

黄体期後半

ホルモンの量が
減っていく時期
休む、蓄える
モードにスイッチ

黄体期前半

ホルモンの変動が激しくなる時期
無理をためない

ホルモンのバランス

女性ホルモンには、月経後〜排卵まで活発に分泌されるエストロゲン（卵胞ホルモン）、排卵〜月経までの間に主に分泌されるプロゲステロン（黄体ホルモン）の2種類あります。どちらも間脳から放出と抑制を指令されていて、適正な量を保っています。月経前になると、どちらも急激に減少します。

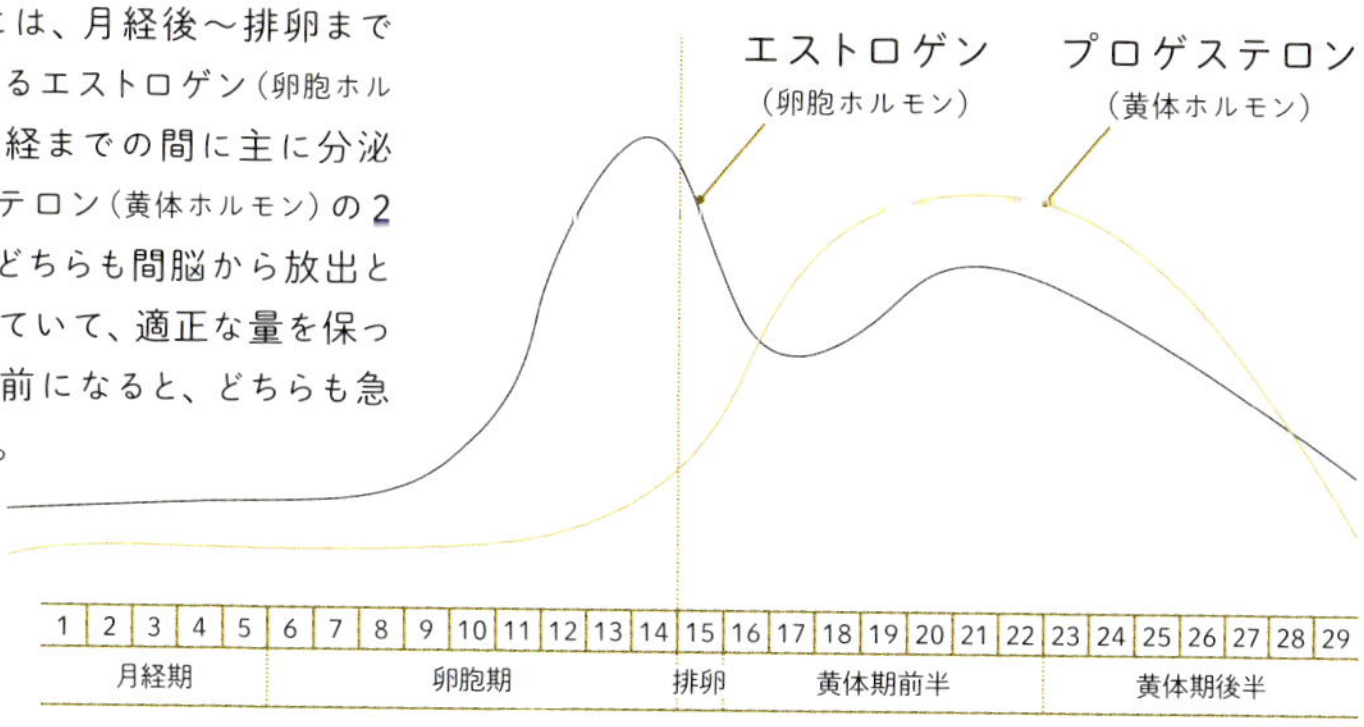

月のヨガと
アーユルヴェーダ

アーユルヴェーダは、インドの古代サンスクリット語で、
「アーユス（Ayuh）」は生命、「ヴェーダ（Veda）」は
科学・知識を意味します。ヨガの姉妹科学といわれ、
自分の心とからだの状態を知り、それに自分で対処する
知恵をも含むホリスティックな哲学です。
ムーンサイクルを健やかに過ごすヒントとして役立ちます。

アーユルヴェーダでは、私たちの心とからだには三つのエネルギーがあると考えます。これをドーシャといい、それぞれヴァータ（風のエネルギー）、ピッタ（火のエネルギー）、カファ（水のエネルギー）が変化の中でバランスを保ちながら、心とからだに作用しています。

　食べものやお天気など、私たちが生きる外側（環境）も三つのドーシャで成り立ち、これらはより細かく地、水、火、風、空の五つのエレメントに分けることができます。私たち人間も、この五つのエレメントで成り立つものとして考えられています。

　太陽や月のサイクル、四季のめぐりが昔からあるように、現代においても胎児が育つのは月の満ち欠けちょうど9回分（265・8日）、月経周期は29日程度と、人と自然のリズムはゆるやかに同調しているのです。月経周期の各時期も、ドーシャのバランスが影響します。

五つのエレメント

- 空　微細、空間、広がり
- 風　軽い、動的、粗い
- 火　熱い、軽い、シャープ
- 水　冷たい、やわらかい、なめらか
- 地　重たい、固い、静的

三つのドーシャ（性質）

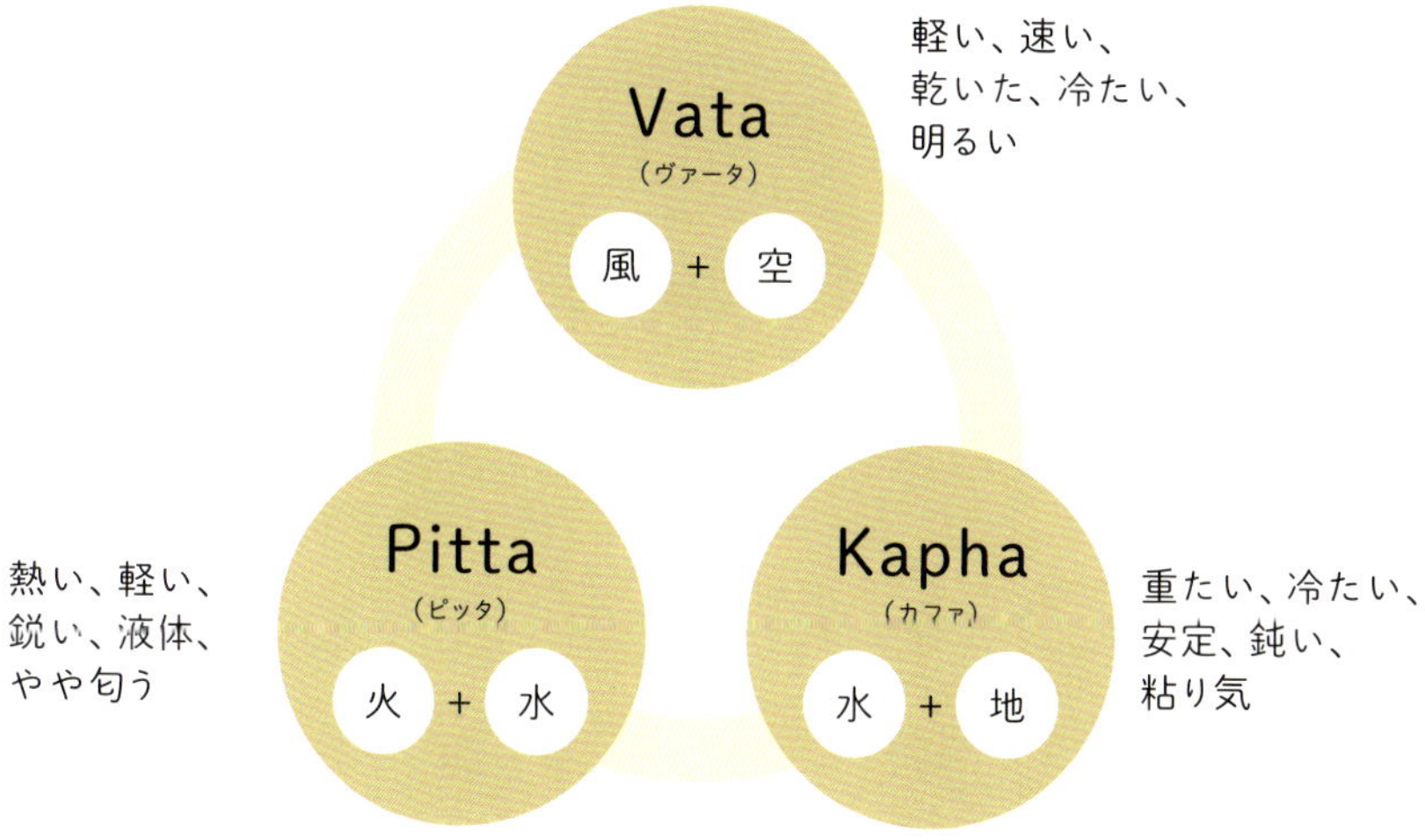

五つのエレメントを組み合わせたのが三つの性質（ドーシャ）です。ドーシャは病素とも呼ばれ、自分の許容量を超えて増加するとバランスが崩れるため、早めにサインを読み取りバランスを取り直すことを心がけましょう。

アーユルヴェーダ
から見た
不調が起きる原因

女性は、からだに不具合が起きるというと、まず月経時の不調やＰＭＳとして現れることが多くなります。現代の女性の多くがヴァータ（風のエネルギー）を乱しやすい環境で過ごしており、ヴァータ特有の「冷たい、乾燥、速い、不安定、軽い」といったエネルギーを乱しやすい生活を余儀なくされていることが一因です。活動時間が長い。睡眠時間が短い。乾燥した携帯食や冷たい弁当など消化しづらいものを食べる機会も多く胃腸に負担がかかる。生まれつきヴァータ体質でなくても、ヴァータを乱すことはピッタ、カファも引きずられて不調が出やすくなります。

ヴァータは細かく見ると五つにわかれており、ここではアパーナという骨盤から下へ向かう「排出」に関わるエネルギーと、頭のあたりにあるプラーナというエネルギーのバランスが大切です。プラーナは目を通じて情報処理したり、不快な音や大音量を聞き続けたり、気を使う時間が長いと乱れます。上に引っ張るプラーナの活動が強くなると、下向きのアパーナが司る「下に出す力」がうまく働かず、毒素がたまるのです。便秘であったり、未処理の感情や不安感が高まり、寝つきが悪くなりがちです。自律神経系や内分泌系などのからだの精妙なコミュニケーションがブロックされ、不調が子宮や卵巣のレベルで表面化しやすくなるのです。

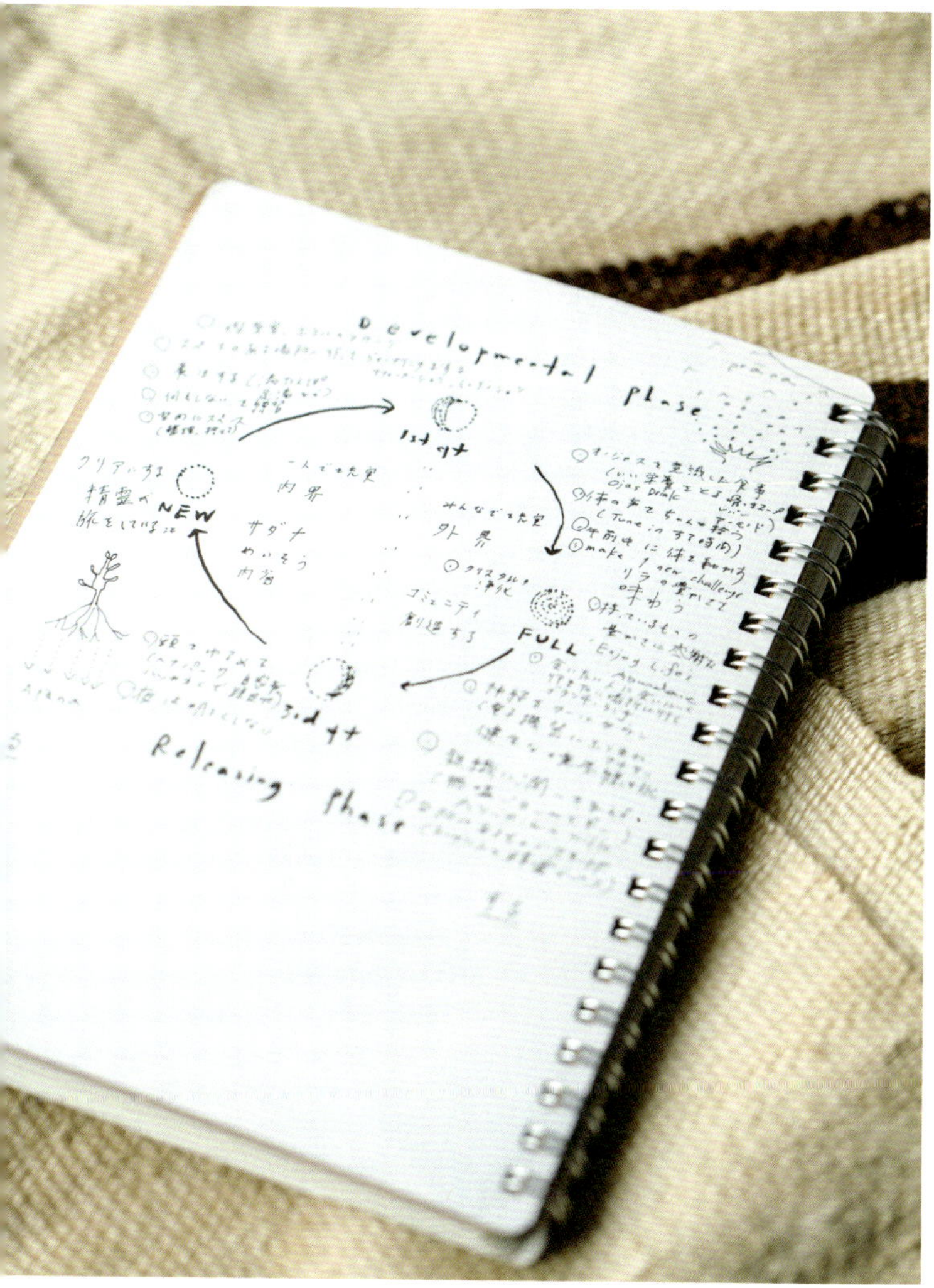

食べるもので エネルギーを 整える―― オイル

アーユルヴェーダでは、食べたものはからだにも精神にも作用すると考えられていて、毎日の食事を重視しています。

現代女性の多くが「乾燥・冷え」の性質をもつヴァータが乱れやすい環境で生きています。反対の性質をもつものがドーシャの乱れを中和するため、「しっとり潤す・温める」を意識してください。役に立つレメディはオイルケアです。外からのオイルマッサージ（→『夜のヨガ』『朝のヨガ』）や口からとるEXオリーブ油、アボカド、ナッツ類、青魚などいい油をとりましょう。逆にショートニングやマーガリンなどのトランス脂肪酸や酸化した油は避けると負担が少ないのです。なかでも、バターを精製してできるギー*は、からだのすみずみまで広がってヴァータを潤します。体力、知力を高め、生命力、生殖能力を増大させ、からだを柔軟にし、ベビ待ちさんや、若返りにもよいとされています。顔に塗ってもいいですし、私は、疲れているときに生はちみつと混ぜてひと口。蒸し野菜にかけたり、ご飯にキヌア、しらす干し、パセリとアーモンドにギーを混ぜたものを保温ジャーに入れてランチに持参します。

＊ギーの作り方 1 無塩バター400～500gを厚めの鍋に入れ、ふたをしないで中火にかける。 2 バターが溶けたら、弱火で15～20分焦がさないよう加熱する。 3 沸騰する音が静かになり、表面に薄い泡がかぶさって底に沈殿物がたまっているのを確認したら、火から下ろす。ペーパータオルでこし、清潔なガラス瓶など密閉できる容器で保存する。

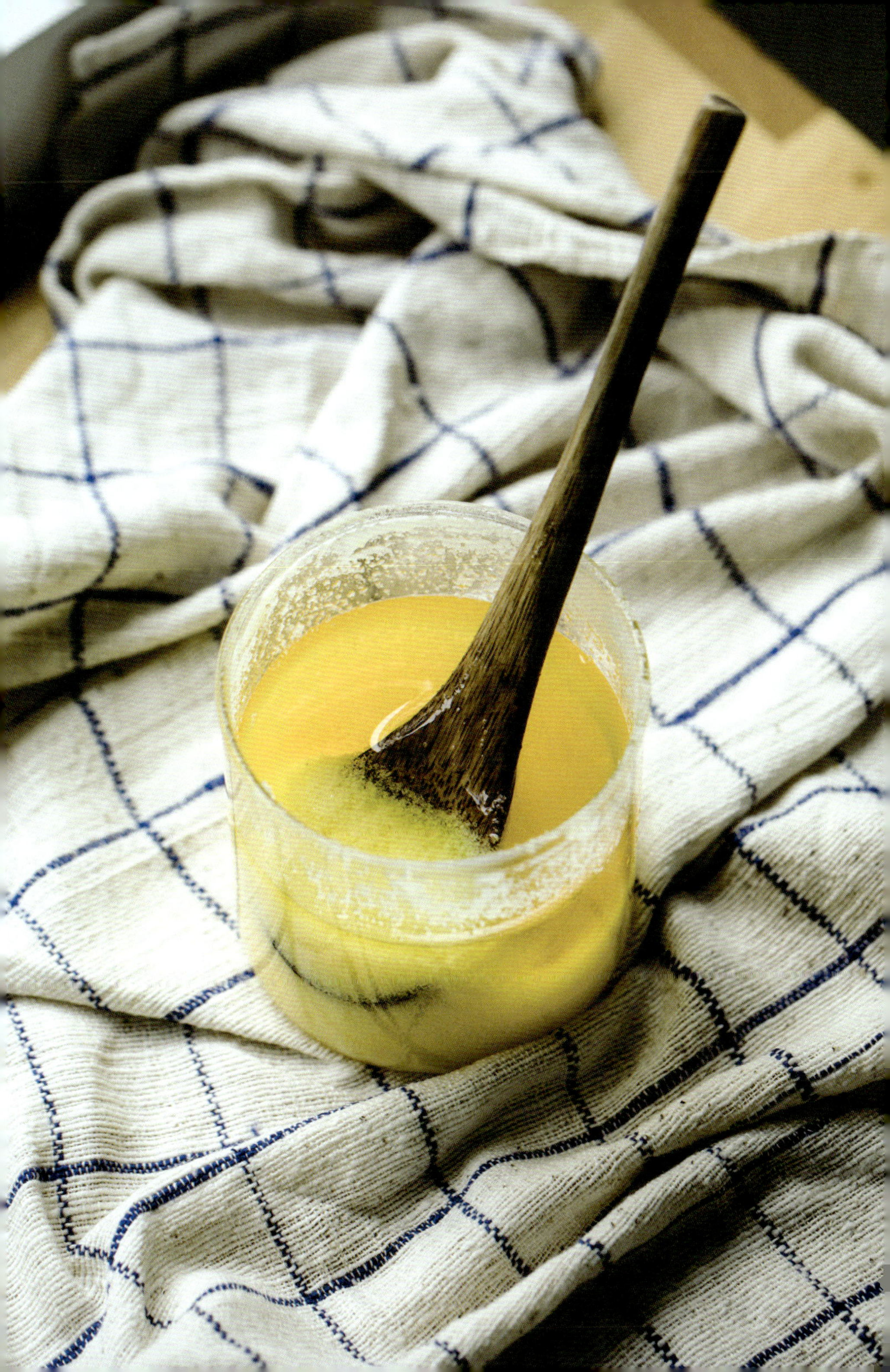

食べるもので エネルギーを 整える ——ホールフード

口から入った食べ物は、消化の経路を通じて、最後はオージャス＝生命エネルギーに変わるとされます。その人の若々しさやみずみずしさの元になるもので、赤ちゃんのときは豊富に、普通は年をとると減っていきます。アーユルヴェーダでは、オージャスに変わりやすい食べものにホールフードをあげています。先ほどのギー、良質の牛乳、季節の果物、生アーモンド、炊き立てご飯、とれたての野菜など。生アーモンドは、一晩水につけて皮をむいたものを毎日10粒程度食べると、神経疲労が激しい人にとってはとてもいいといわれています。

ストレス値が高い人はビタミンやミネラルを消耗しますし、閉経までの女性の人生は鉄分を失い続けることです。ミクロな栄養素の不足は、ホルモンバランスの崩れや月経前のイライラや抑うつ感にも関わるため、こまめにミネラルの豊富ないい脂質——オイルコーティングされていないナッツをシリアルやサラダに加えたり、ドライフルーツと混ぜて手軽なスナックにしてもいいかもしれません。原材料を見る習慣をつけて、よくわからない材料の食品を控えることも一つです。

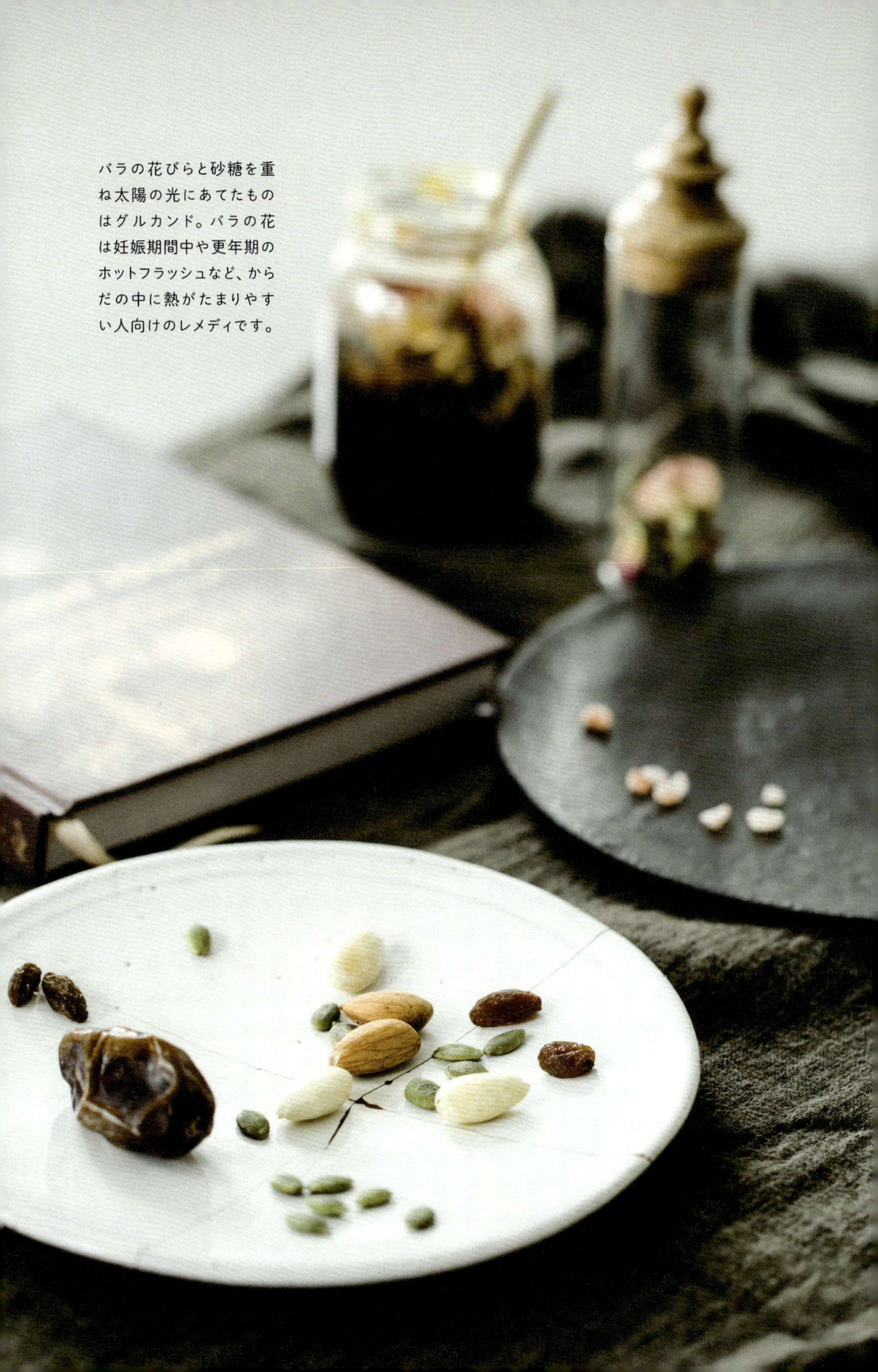

バラの花びらと砂糖を重ね太陽の光にあてたものはグルカンド。バラの花は妊娠期間中や更年期のホットフラッシュなど、からだの中に熱がたまりやすい人向けのレメディです。

月のヨガの呼吸法

適切な呼吸法は神経系のバランスを調節したり、
気分の不調をやわらげる作用があります。
月のヨガは無理をするものではありません。
疲労感が強くて機嫌よく過ごすことが
難しいときは、ポーズはお休みして、
ここで紹介する呼吸を練習してみてください。

月経サイクルの中で大きく変化する女性ホルモンは、気分を調節するセロトニンの生成と伝達にも関わっているため、ゆらぎの影響を受けやすい月経前や、産後や更年期には、些細なことでイライラしがちです。イライラの原因が許容量を超えると攻撃的になってしまったり、不安な気持ちに圧倒される日もあるかもしれません。そんなときや、不調が出やすい時期、疲れている日に味方になってくれるのが、いつでも手軽にできる「呼吸を意識すること」です。

また、からだのパーツにはそれぞれ名前が付いていますが、すべてのパーツは、内側では神経系や筋膜など結合組織のネットワークで一つにつながっています。外側では皮膚という大きな袋の中に詰まっています。

私たちが深い呼吸を味わっているときは、呼吸の主導筋である横隔膜が働き、おなかや骨盤の中にある消化器や生殖器、内臓を下から支えている骨盤底筋にもドミノ倒しのように影響が及びます。

みずみずしい呼吸を広げながら、内臓をマッサージしているようなイメージとともに、乖離《かいり》しがちな心とからだを一つにまとめていきましょう。自分への思いやりの気持ちとともに、今の自分にしっくりくる気持ちのいいやり方を探してみてください。

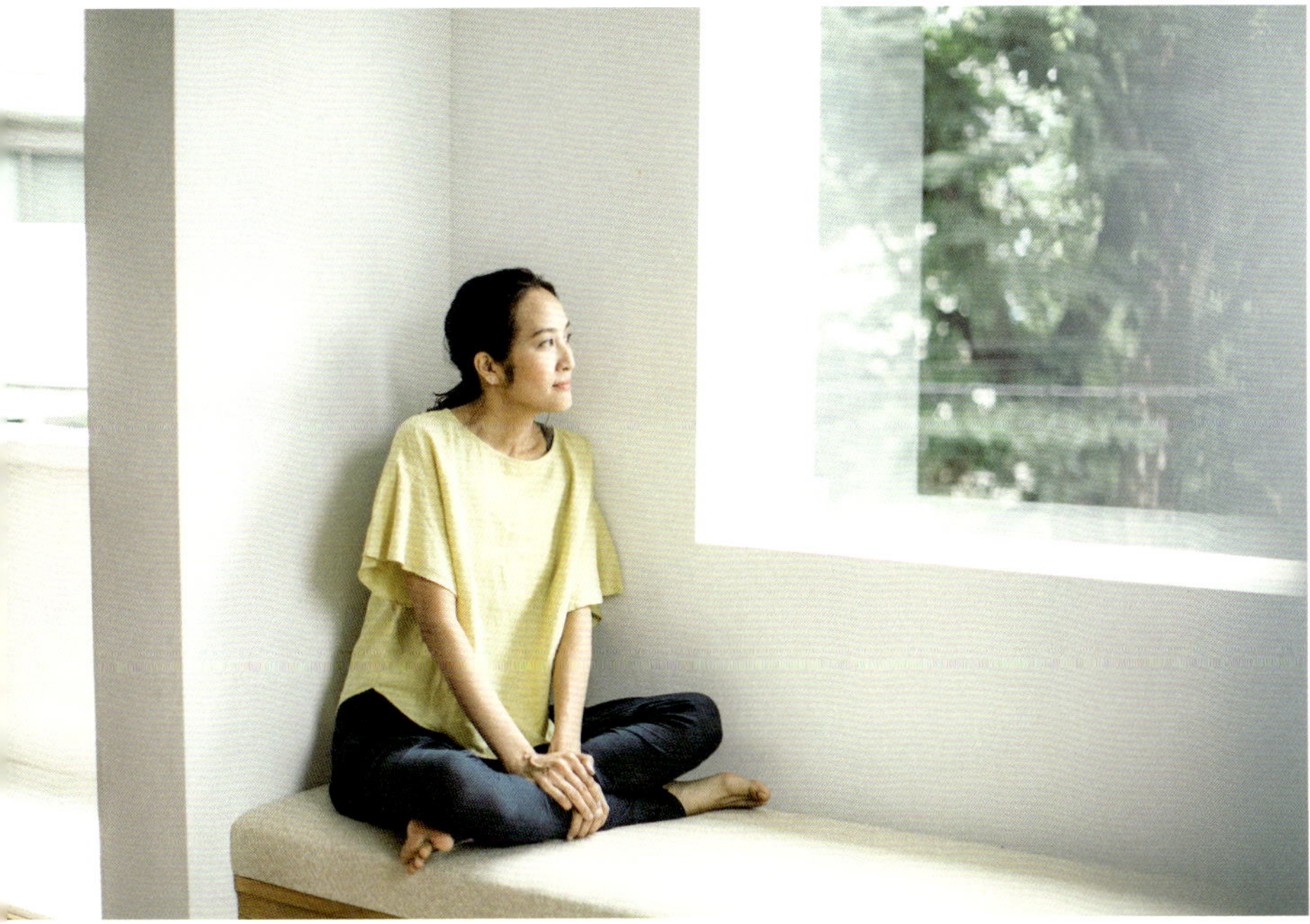

月のヨガ呼吸法のポイント

point 1

思いついたときに、
ただやさしく、ひと呼吸、
ふた呼吸を深く味わうことで、
心をケアすることを習慣にしましょう。
意識的な呼吸は、思考や感情と
自己との間にスペース(空間)を生み、
自分の中心に戻ってくる
サポートツールになります。

point 2

精神的な圧迫感が
高まっていることを感じたら、おなかに
力を入れながら、じわじわと長く息を
吐き出します。すっかり吐ききったら、
ゆるめて解放し、きれいな空気を
おなかの深くまで吸い込みます。
集中して好きなだけ
繰り返しましょう。

point 3

「受け取るように息を吸う」
「与えるように息を吐く」という言葉とともに
呼吸をしましょう。このやり方は、長年の恩師である
マーク・ウィットウェル先生から教わったものです。
クラスで生徒さんの呼吸を観察していると、
腹圧をかけて息を強く吐くこと(Give)は得意だけれど、
ゆるめて受け取る(Receive)ことに戸惑う人が
多いように見られます。 頑張り屋さんで、
プレッシャーをかけるのは上手だけれど、
コントロールを手放すことが苦手な
現代女性は多いのかもしれません。

呼吸法
月のヨガ呼吸0

1

静かな場所で横になります。
必要であればクッションなどを使って、
楽にからだを支えて。

2

普段の「言葉を探す」「分析する」
モードから、「感じる」「ただ味わう」
モードに舵を切ります。よかったら、
軽く目を閉じて手を下腹部のあたりに
置いて休ませ、今日の自分の
からだとつながるひとときを。

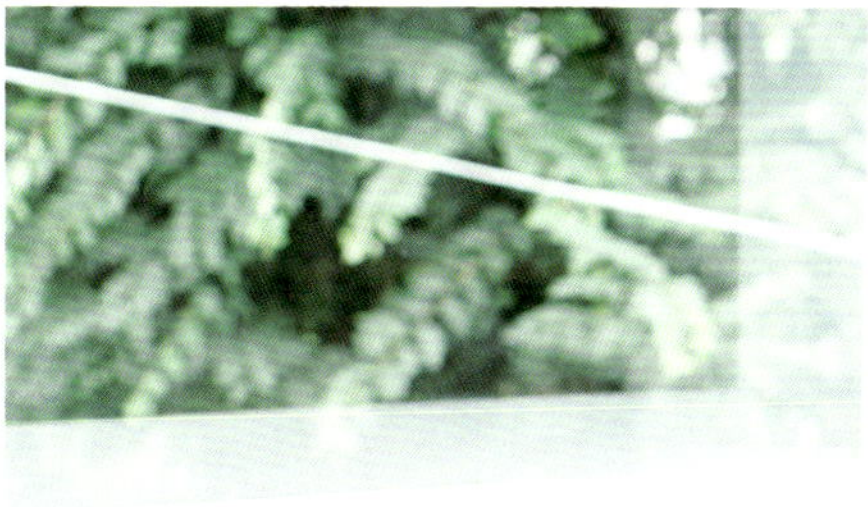

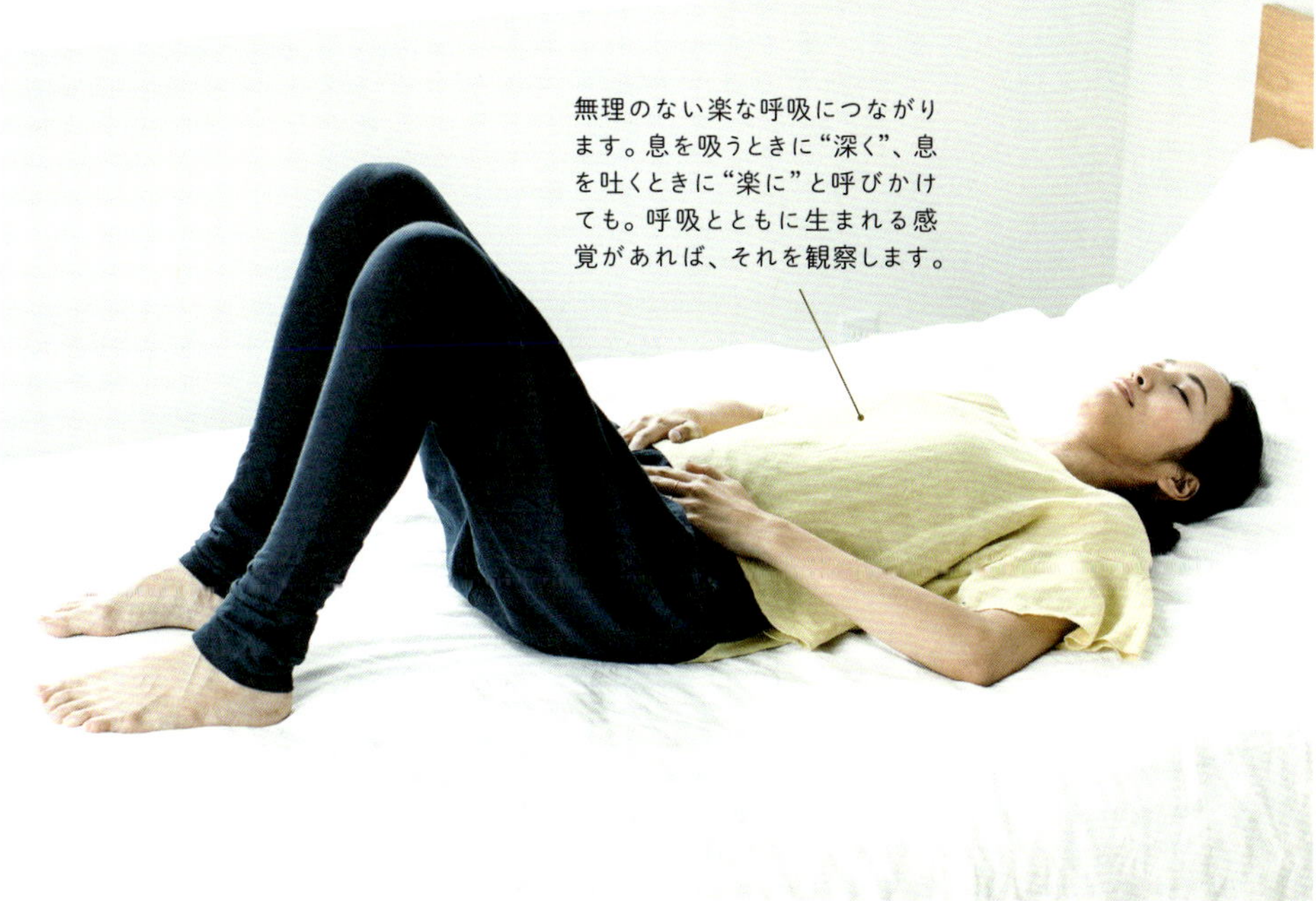

無理のない楽な呼吸につながります。息を吸うときに“深く”、息を吐くときに“楽に”と呼びかけても。呼吸とともに生まれる感覚があれば、それを観察します。

呼吸法

月のヨガ呼吸1

1

仰向けの姿勢で
両ひざを軽く立てて休みます。

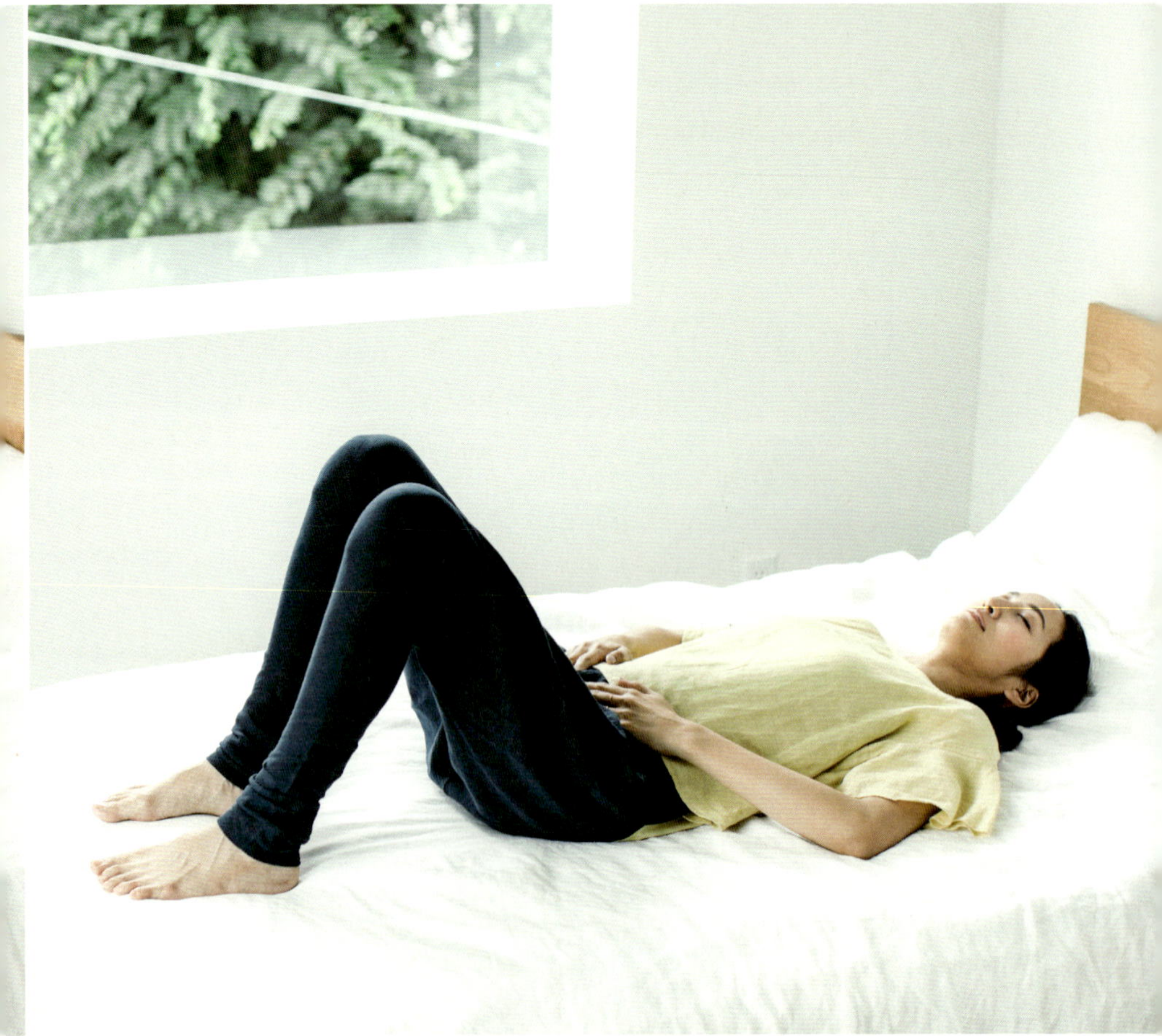

骨盤底筋は骨盤内の消化器や生殖器を支え、尿道・膣・肛門の3つの穴をつなぐ重要な筋肉群です。自転車のサドルにまたがったとき股のあたる部分で、月のヨガの呼吸法では横隔膜に連動して締めたりゆるめたりします。

2

息を吸いながら、
片ひざを外側へ倒します。
息を吐きながら、
ひざを戻します。

3

ゆったりとしたリズムで、
左右を交互に繰り返します。

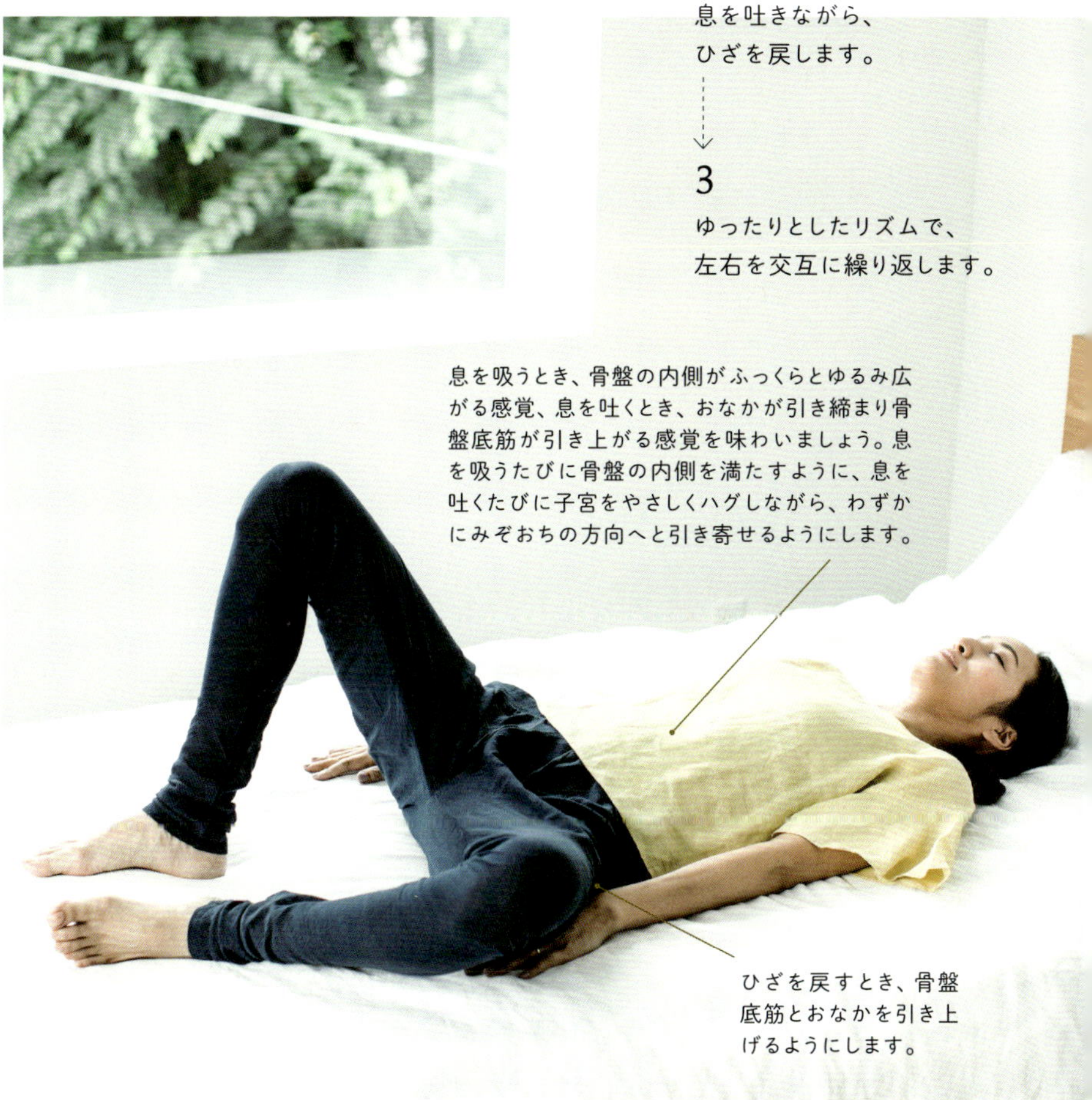

息を吸うとき、骨盤の内側がふっくらとゆるみ広がる感覚、息を吐くとき、おなかが引き締まり骨盤底筋が引き上がる感覚を味わいましょう。息を吸うたびに骨盤の内側を満たすように、息を吐くたびに子宮をやさしくハグしながら、わずかにみぞおちの方向へと引き寄せるようにします。

ひざを戻すとき、骨盤底筋とおなかを引き上げるようにします。

呼吸法

月のヨガ呼吸2

1

床で仰向けになり、
両ひざを立て、息を吸いながら、
両ひざを外側へ開きます。

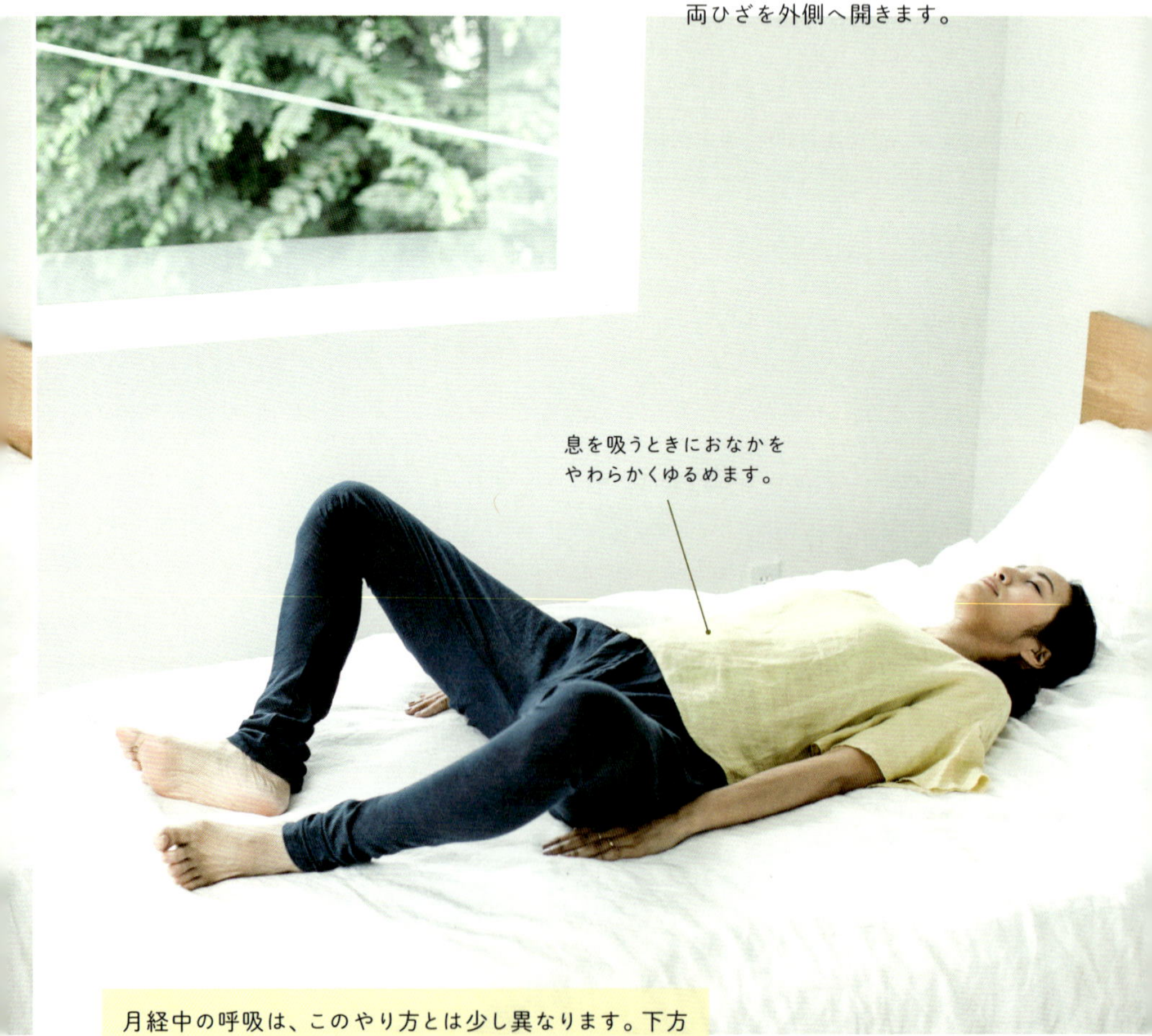
息を吸うときにおなかを
やわらかくゆるめます。

月経中の呼吸は、このやり方とは少し異なります。下方への流れを邪魔したくないので、おなかに力を入れません。吸う息でおなかを自然にやわらかく満たし、吐く息で子宮がため息をつくようなイメージでさらにゆるめます。

ヨガの呼吸は、基本的に鼻から吸って吐きますが、月経中や、とくにストレスがたまっているときは鼻から吸って、口からため息をつくように息を長く吐くのもおすすめです。 あご関節をゆるめて「はぁ〜っ」と息を吐いたり、歯と歯の間に息を通すように「す〜〜っ」と摩擦音を出したり、唇をストローの形に丸めて「フ〜〜っ」と息を吐くやり方なども試して、自分に合った方法を見つけてください。

2

息を吐きながら、
両ひざを立てて戻します。

3

何度か繰り返したら、
両足を伸ばし、
シャバーサナ（全身を横たえた、くつろぎのポーズ）で休みます。

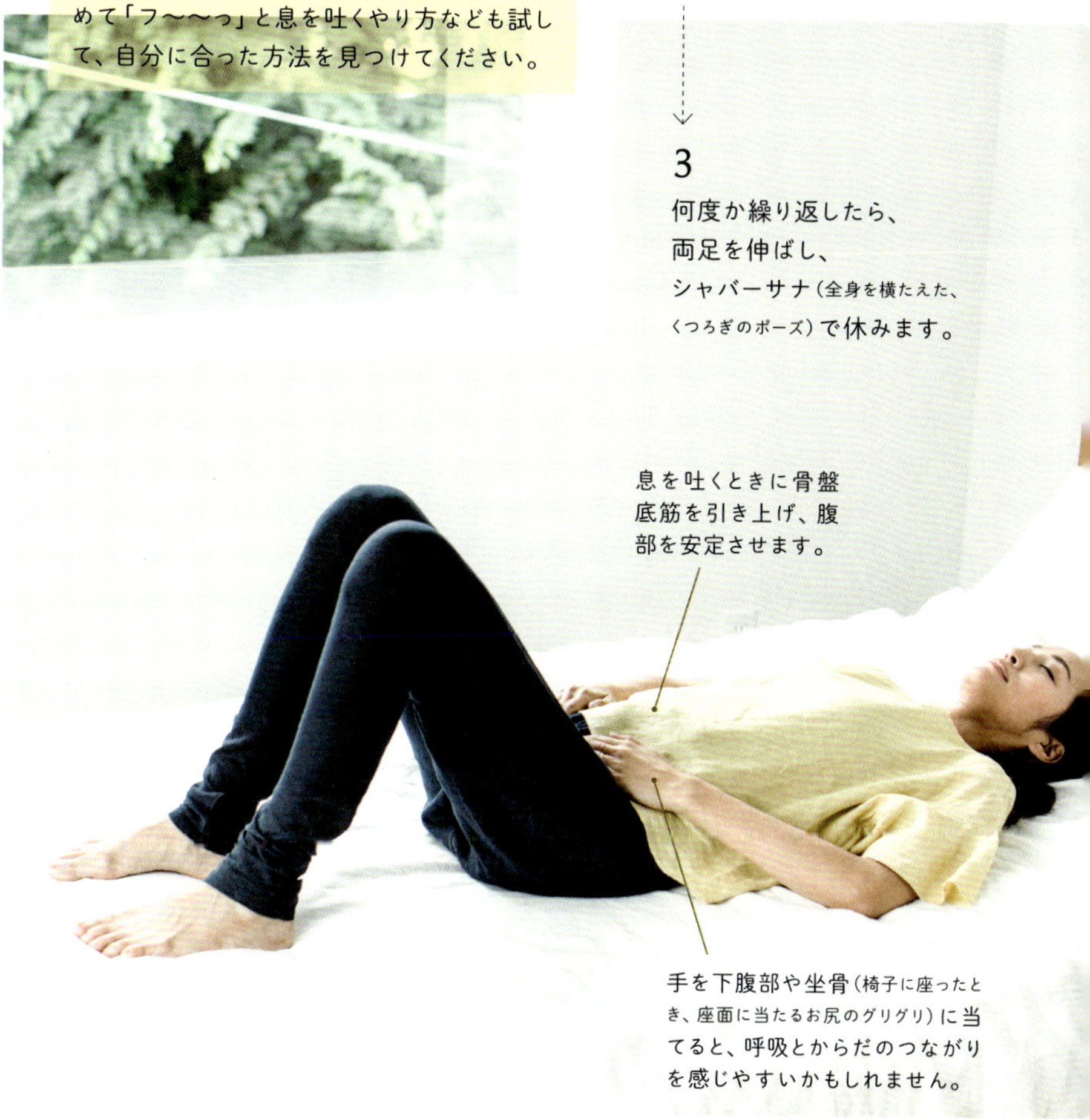

息を吐くときに骨盤底筋を引き上げ、腹部を安定させます。

手を下腹部や坐骨（椅子に座ったとき、座面に当たるお尻のグリグリ）に当てると、呼吸とからだのつながりを感じやすいかもしれません。

月のヨガの準備

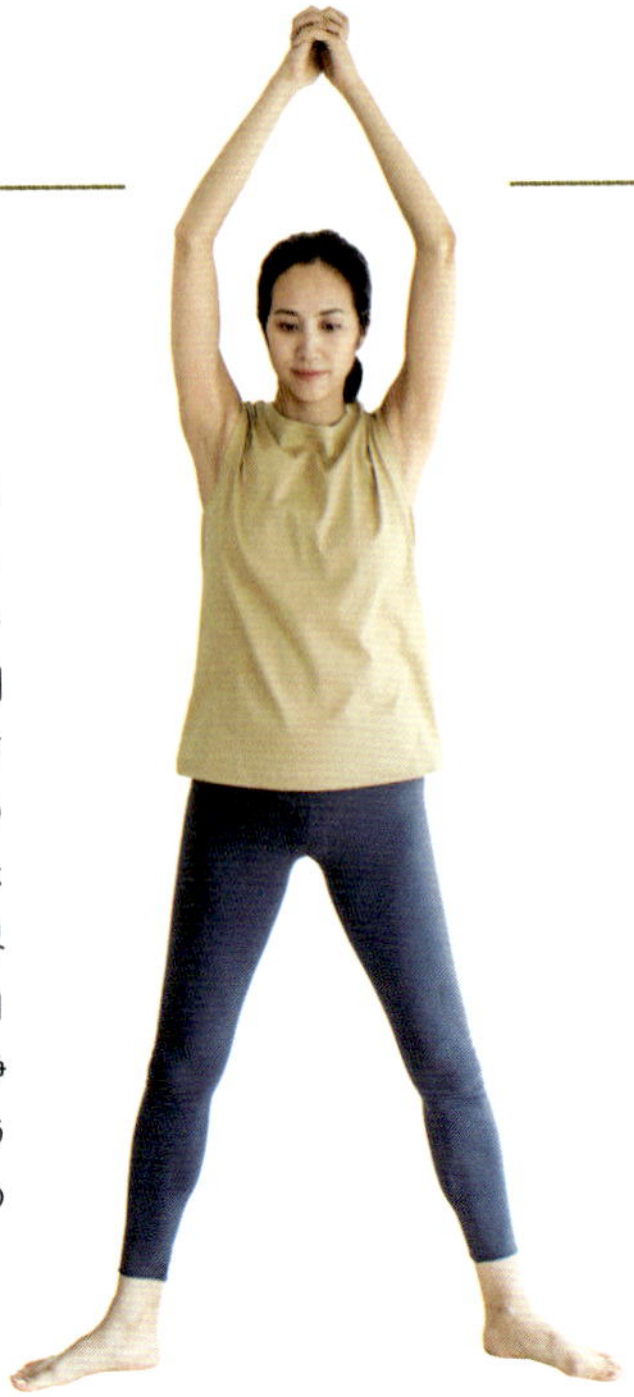

when・where

リビングや寝室、布団の上で、夜にヨガをするなら、寝る前ですので、間接照明やキャンドルを使うといいでしょう。朝でしたら、カーテンを開けて自然光でできるといいです。さらに窓を少し開けて新鮮な空気の中でできるとベスト。テレビやスマホはスイッチをOFFにして、外の世界とつながる前に、短時間でも自分自身と関係を結びます。神経を鎮静化させるポーズは夜に、筋肉を使うものは日中行う、というのも一つの目安です。

wear

部屋着やパジャマなど、からだを絞めつけない動きやすいものがいいでしょう。着ていて心地いいものを選んでください。

etc.

床がかたかったり、冷たい場合は、からだを冷やさないようにヨガマットや大きめのバスタオルを使いましょう。布団の上や畳の部屋ではマットは敷かなくてOKです。ポーズによって、クッションや枕、たたんだブランケットなどを準備してください(→p.40、p.45)。月の満ち欠けに合わせたライフスタイルのtipsは、気に入ったもの・ことを取り入れてみてください。

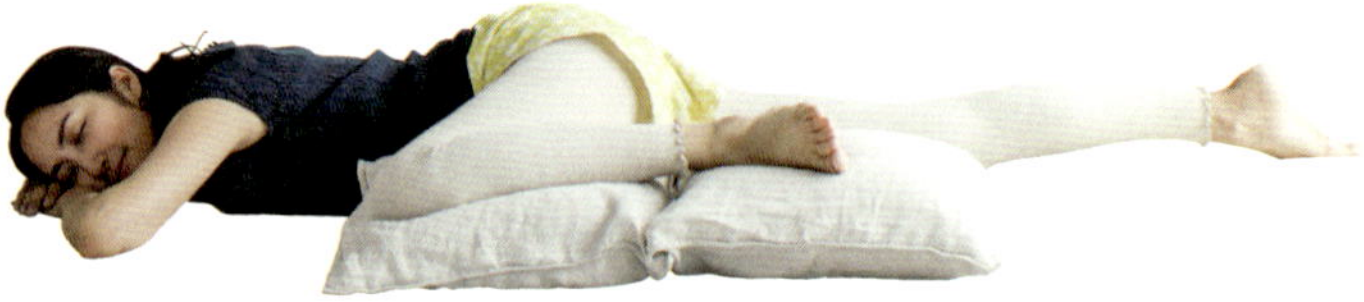

part 2

新月～上弦の頃のヨガ

浄化・月経期はセルフラブ

月経期は、エストロゲン、プロゲステロンの分泌がとても低い状態です。ホルモンのレセプターは、全身に作用していているので、気分が内向きになり、敏感で感受性が高まることも。免疫も低下するため、感染症や食あたりも起こりやすくなります。

この時期は、自分が疲れそうな場所、人を少し控えて、セルフケア、セルフラブをする時間にあててあげるといいと思います。頑張らざるを得ないときもあると思いますが、この時期に無理してアクセルを踏まず、自分のリアリティを尊重して休みましょう。

子宮内膜の新しいサイクルが始まるという節目では、肉体的なデトックスだけではなく、精神的なデトックスもすすめられます。新月の瞑想は、今の自分のテーマを内なる自分に問う時間です。

忙しいと、自分が「忙しい」と感じる余裕もないまま、お布団に入ることはありませんか？　ちょっと立ち止まる時間をつくってみましょう。

このほか、お財布やカバンの中を整理すること、ティーツリーを薄めて床の水拭きなどもいい浄化になると思います。

骨盤域を開くポーズでアパーナをうながす

骨盤域を開くポーズで下向きのエネルギーを
促します（アパーナ）。また、床に近い位置で行う
ポーズは、「今ここにいる」という感覚を高めます。

仰向けの合せき
…P.40

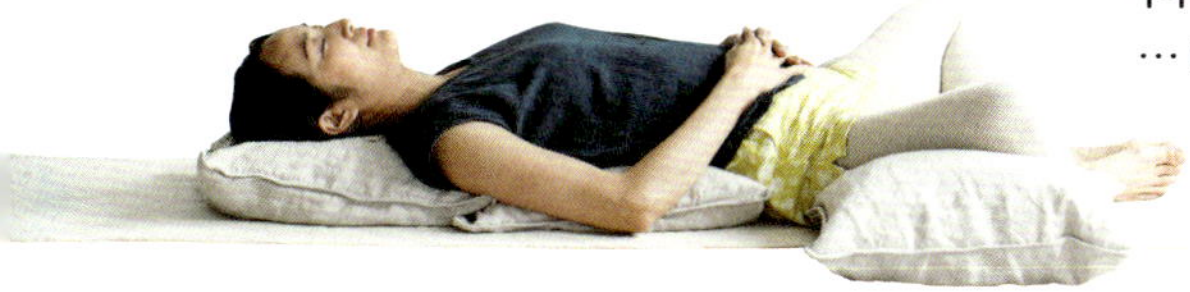

花輪のポーズ
…P.42

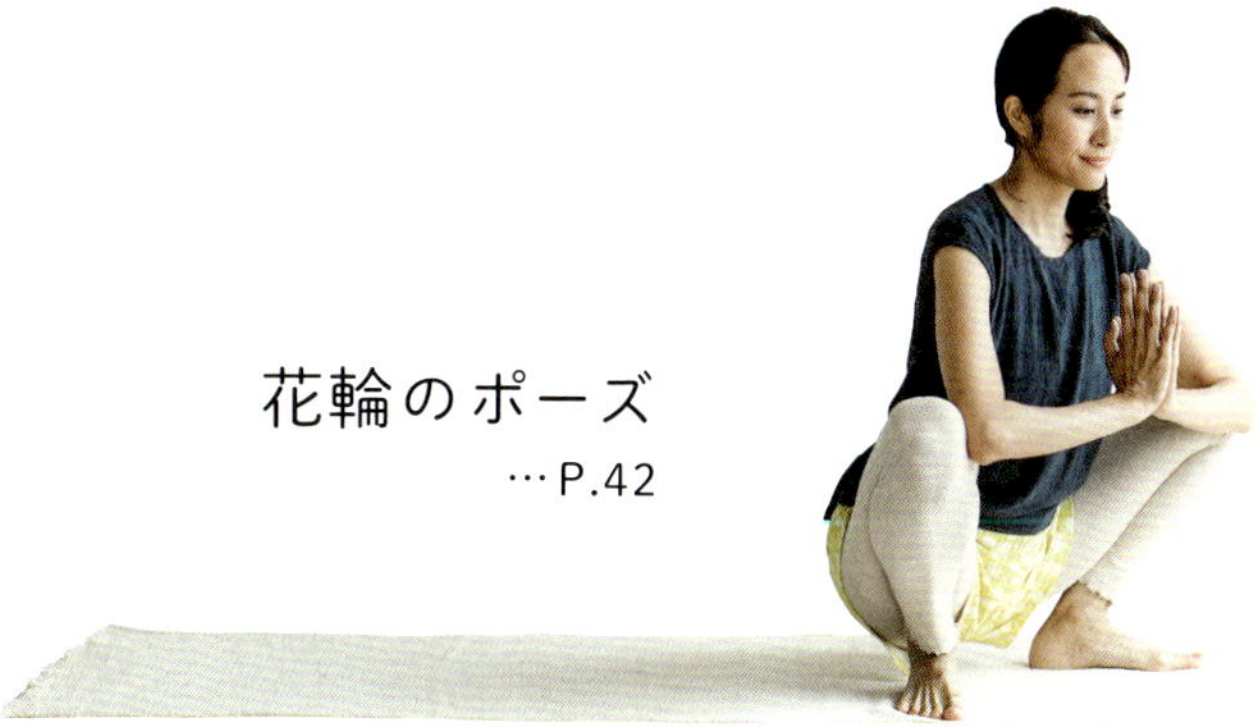

うつ伏せのワニ
…P.44

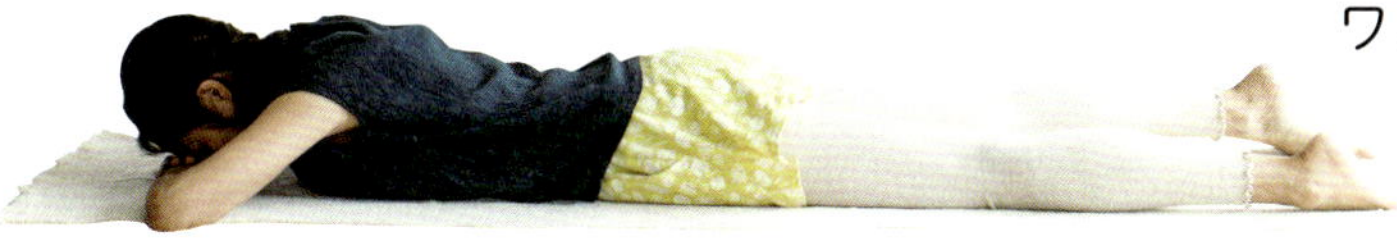

浄化・月経期の
アーユルヴェーダの
エネルギー
ヴァータ［風］

アーユルヴェーダでは、月経の時期は、アパーナという下向きのエネルギーが活発になり（↓20ページ）、心身が浄化されるときと考えます。

一方で、生活の乱れやストレスでこの自然な排出の流れが妨げられると、アーマ（毒素）が生じて生理痛などのトラブルを引き起こす一因となることも。

また、不安定な要素をもつヴァータ（風）のエネルギーが高まりやすいときです。肉体的にも精神的にも普段より疲れやすく、長時間移動したり、夜更かしや徹夜、からだを冷やすこと、気をつかうことは、ヴァータを乱します。

この時期に、「下ろす」「休んでゆるめる」ことが大切です。食事、休息、からだや心の使い方は、すべて微細な形で内なる小宇宙である自分のからだへと広がり、それに対する返信が月経なのです。月経中に、その前のサイクルの過ごし方を振り返ってみてください。よかった選択肢が見つかったら、次のサイクルにも役立てるとよいでしょう。

三つの性質（ドーシャ）

Vata
（ヴァータ）
風 ＋ 空

Pitta
（ピッタ）
火 ＋ 水

Kapha
（カファ）
水 ＋ 地

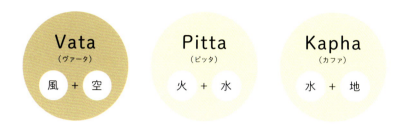

ヴァータ体質の人は、からだが冷えやすい、便秘しがち、やせている、虚弱、食欲にムラがある、乾燥肌、気持ちがそわそわしやすい、更年期が早いといった特徴があります。

アーユルヴェーダ的なこの時期の過ごし方

- 予定を減らして
  のんびりのんびり過ごす
- 自分が心地よいことを選ぶ
- からだを冷やさない
- 消化のいいものを食べる
- 内なる声に耳をすませる

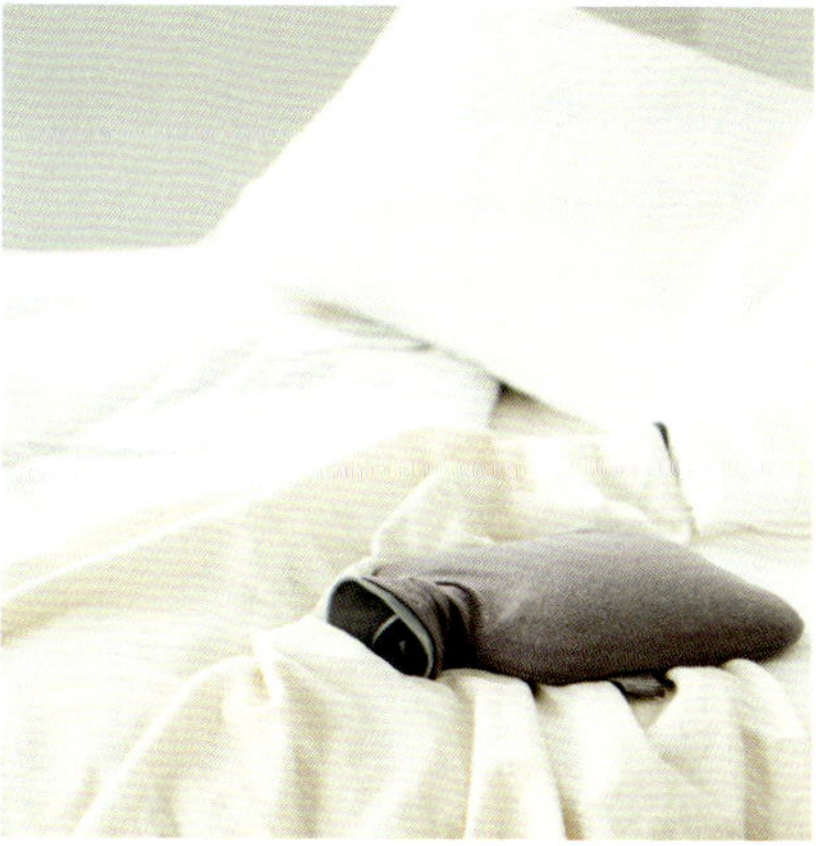

浄化・月経期　pose1

仰向けの合せき

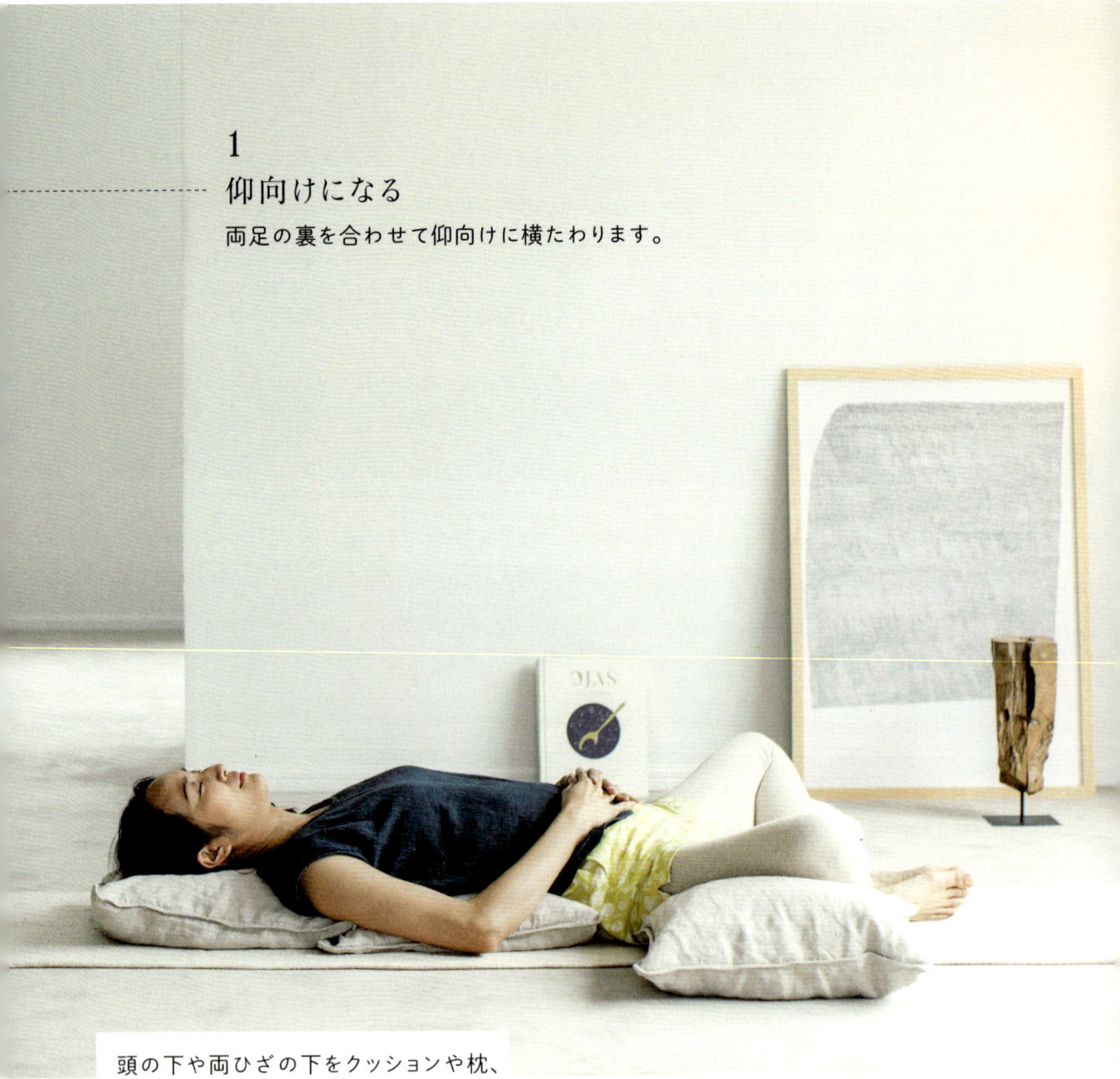

1
仰向けになる

両足の裏を合わせて仰向けに横たわります。

頭の下や両ひざの下をクッションや枕、たたんだブランケットで支えます。骨盤と足の距離を調節し、心地よいと思える姿勢を探してください。

pose

- 疲労感をやわらげる
- 緊張をゆるめる
- 心身にスペースをうむ
- 休む練習

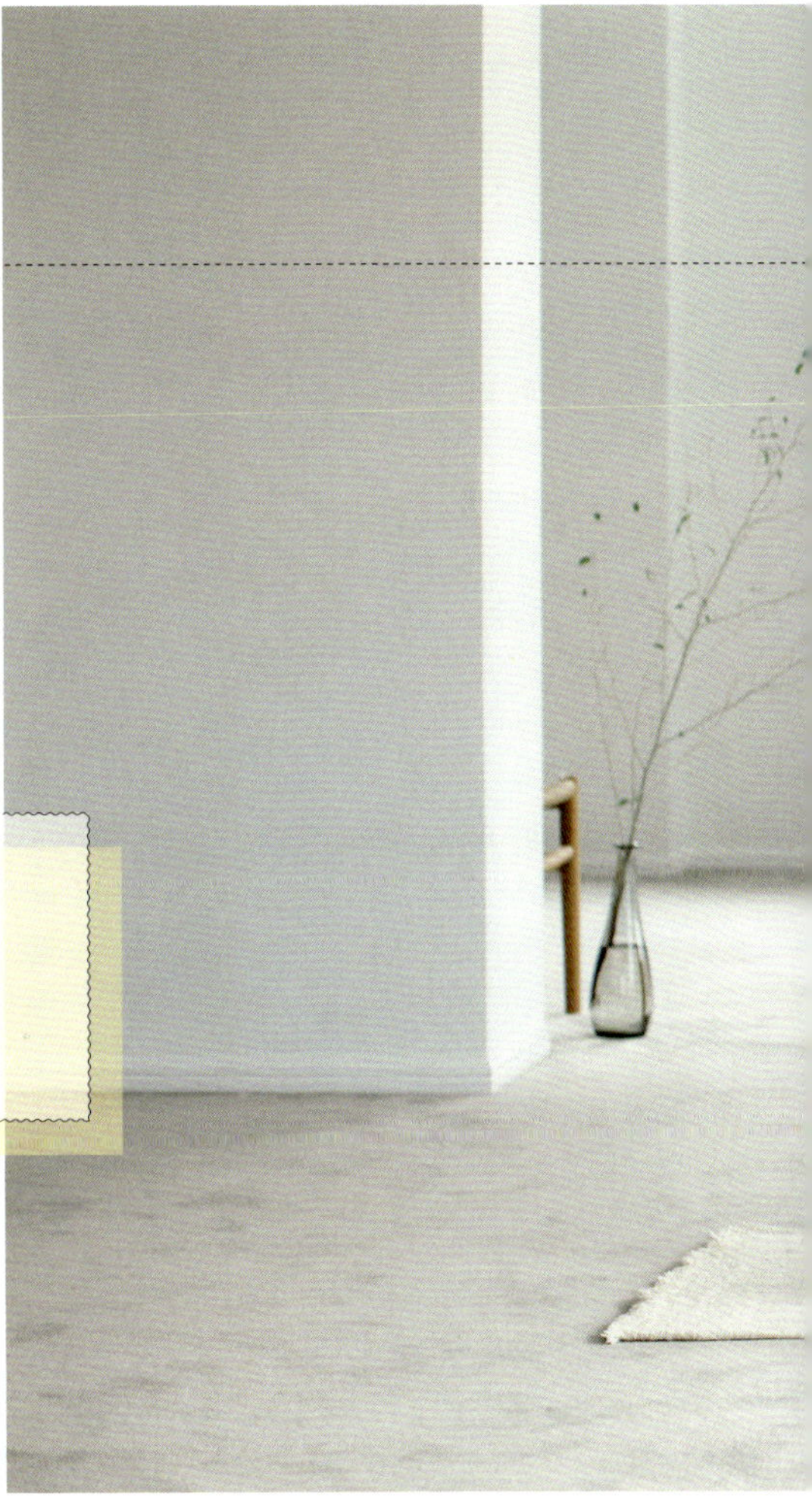

2
おなかに手を置く

目を閉じて、
手を下腹部のあたりに置き、
ただ休みましょう。

意識するといいポイント

- 手の温かさ、重たさ。
- 子宮の内側のエネルギーを感じてみる。
- 息を吐くときに、骨盤底筋をゆるめる。
- 手でおなかをまあるくなでる。
- あごをゆるめる。

浄化・月経期　pose2

花輪のポーズ

1
背骨を伸ばす

足を腰幅よりやや広く開き、
しゃがみます。
両手を胸の前で合わせ、
背骨を伸ばします。

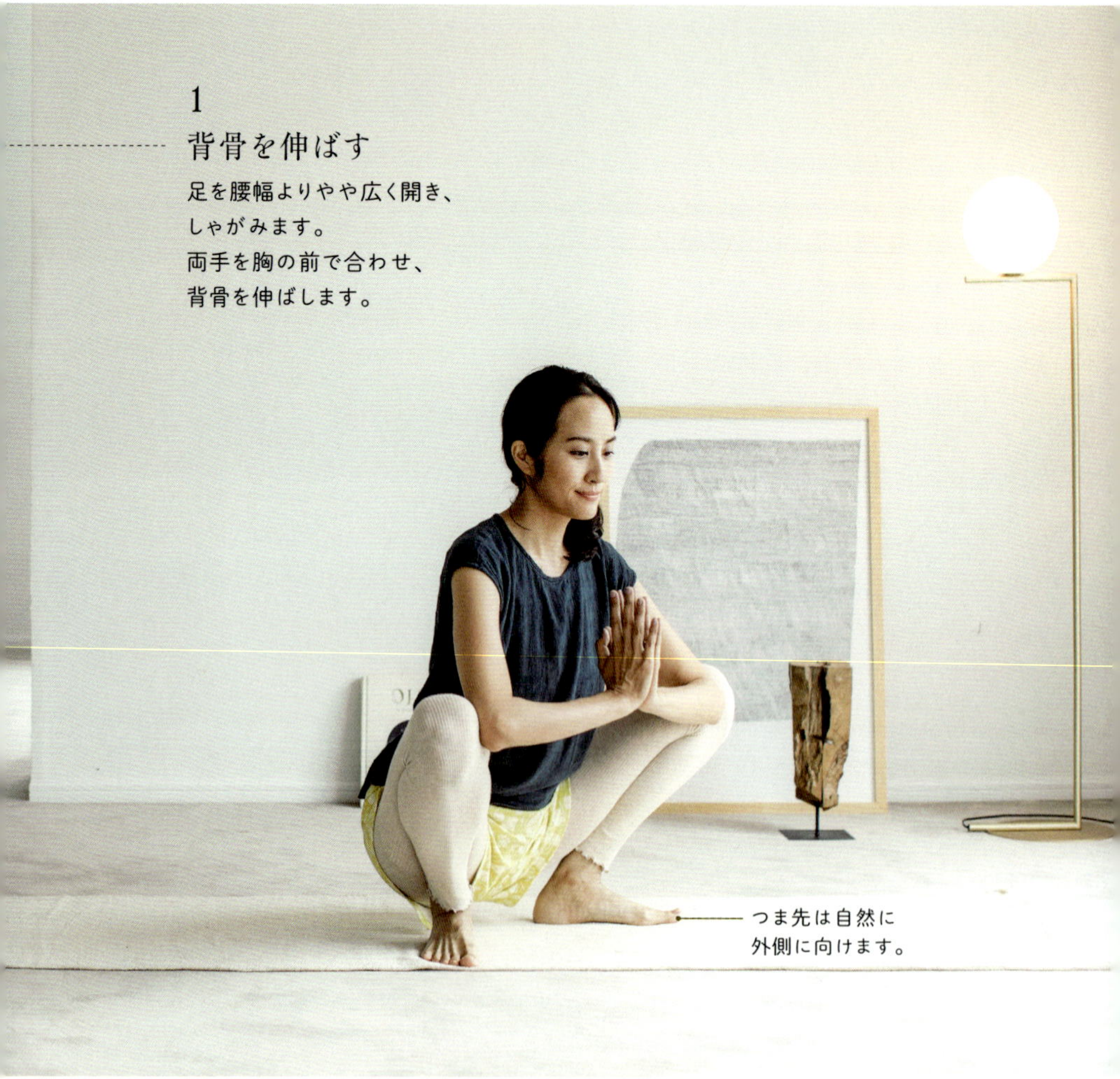

pose

・股関節と背骨を
・安定させる
・下向きの流れ
・経血のリリース
・リフレッシュ

意識するといいポイント

・ひじと太ももを押し合う。
・下向きの力と、上向きの力とのバランス。
・息を吐くときに、骨盤底筋をゆるめる。
・からだの中心を貫く一本の線を意識する。

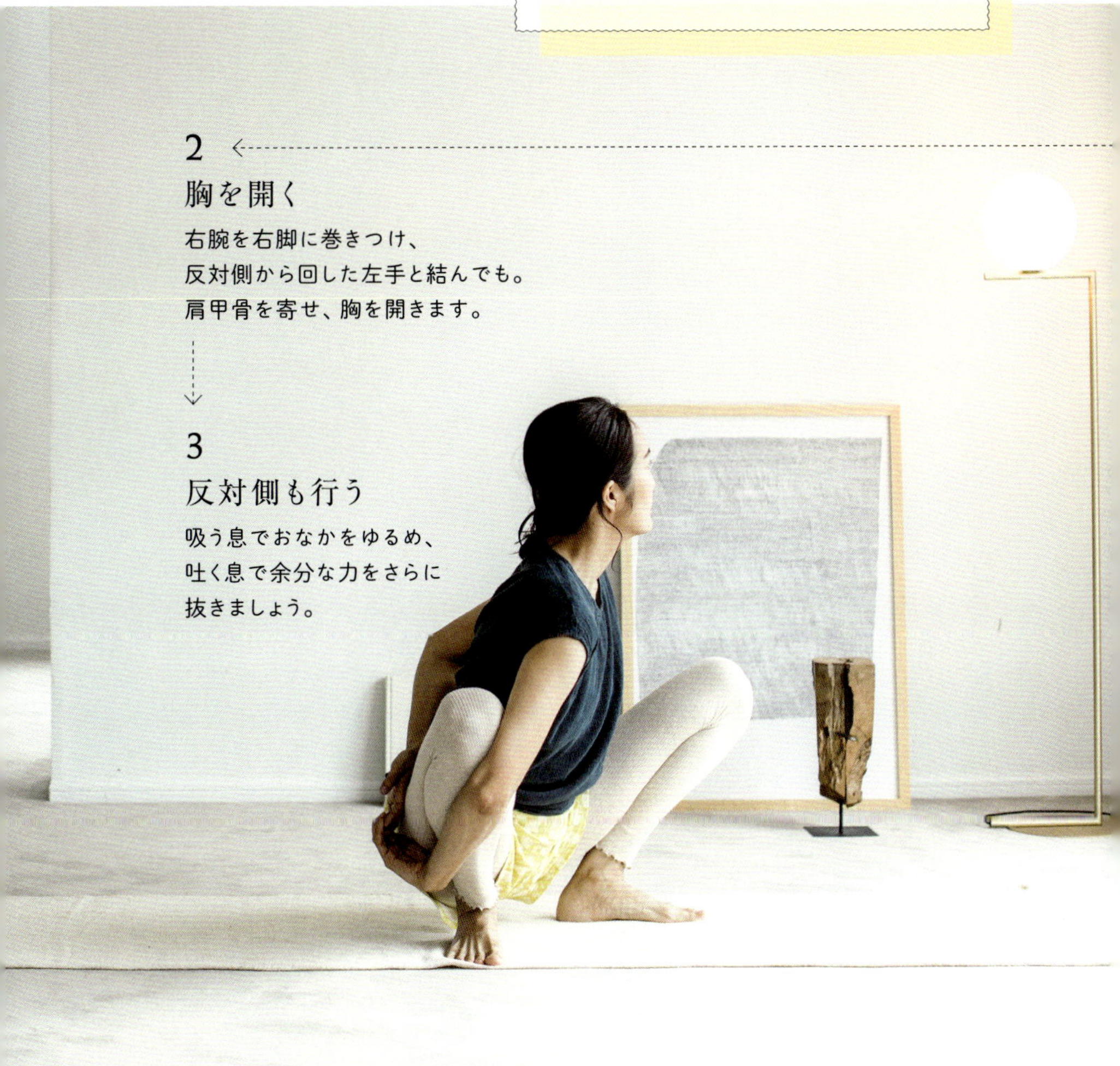

2
胸を開く

右腕を右脚に巻きつけ、
反対側から回した左手と結んでも。
肩甲骨を寄せ、胸を開きます。

3
反対側も行う

吸う息でおなかをゆるめ、
吐く息で余分な力をさらに
抜きましょう。

浄化・月経期 *pose3*

うつ伏せのワニ

1
うつ伏せで休む

うつ伏せで床に横たわり、
腕を重ねて頭を休ませます。

両脚は、自分にとって気持ちよいころに、やや広げます。

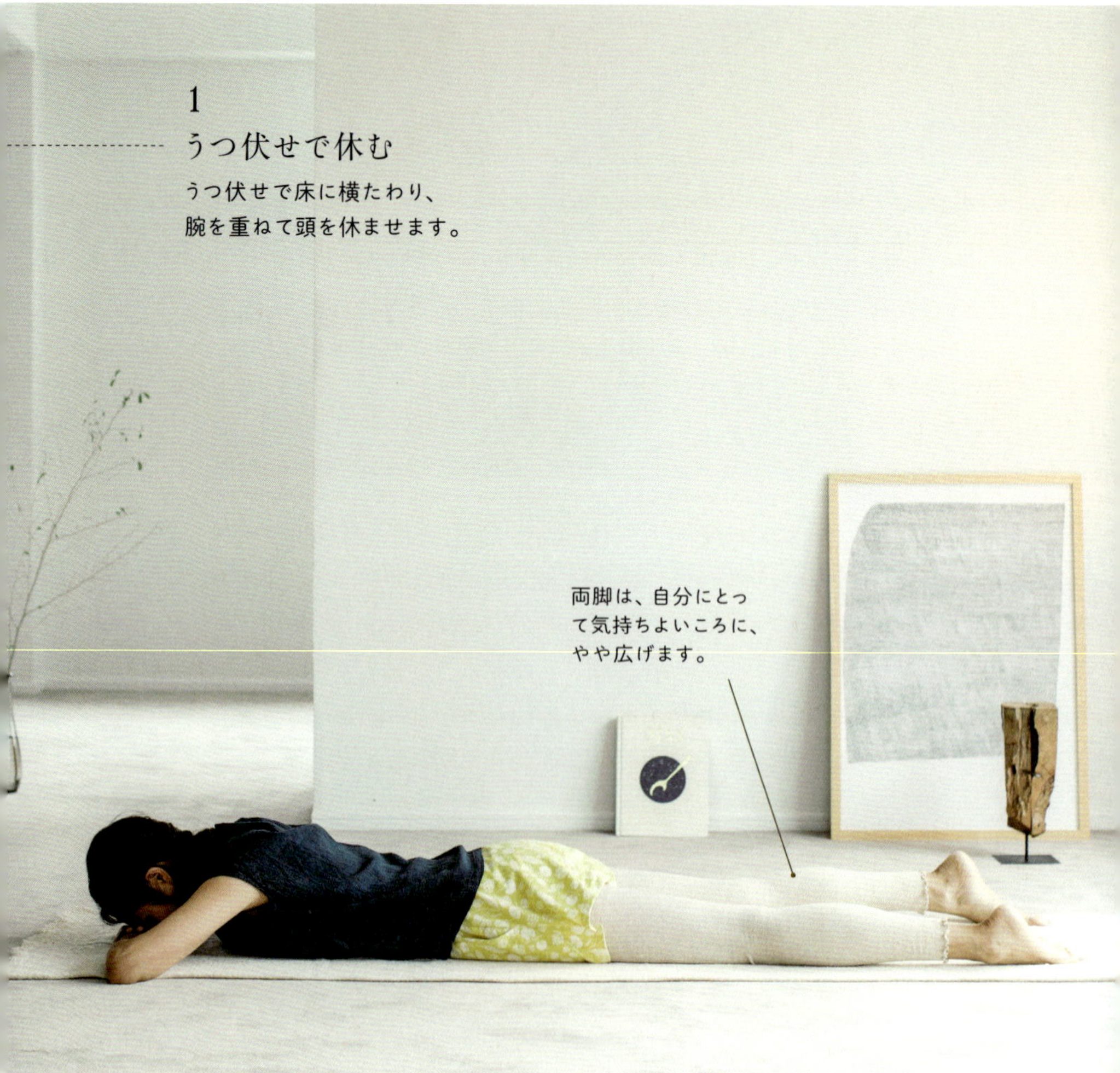

・楽な姿勢で休む
・肋骨をゆるめ、深い呼吸を促す
・骨盤まわりの緊張をゆるめる
・月経痛の緩和

意識するといいポイント

・腹圧を利用して、呼吸とともに起きるからだの変化を味わってみる。
・腰のあたりに湯たんぽをあててリラックス。
・曲げた脚の下にクッションを入れると、より股関節が開く。

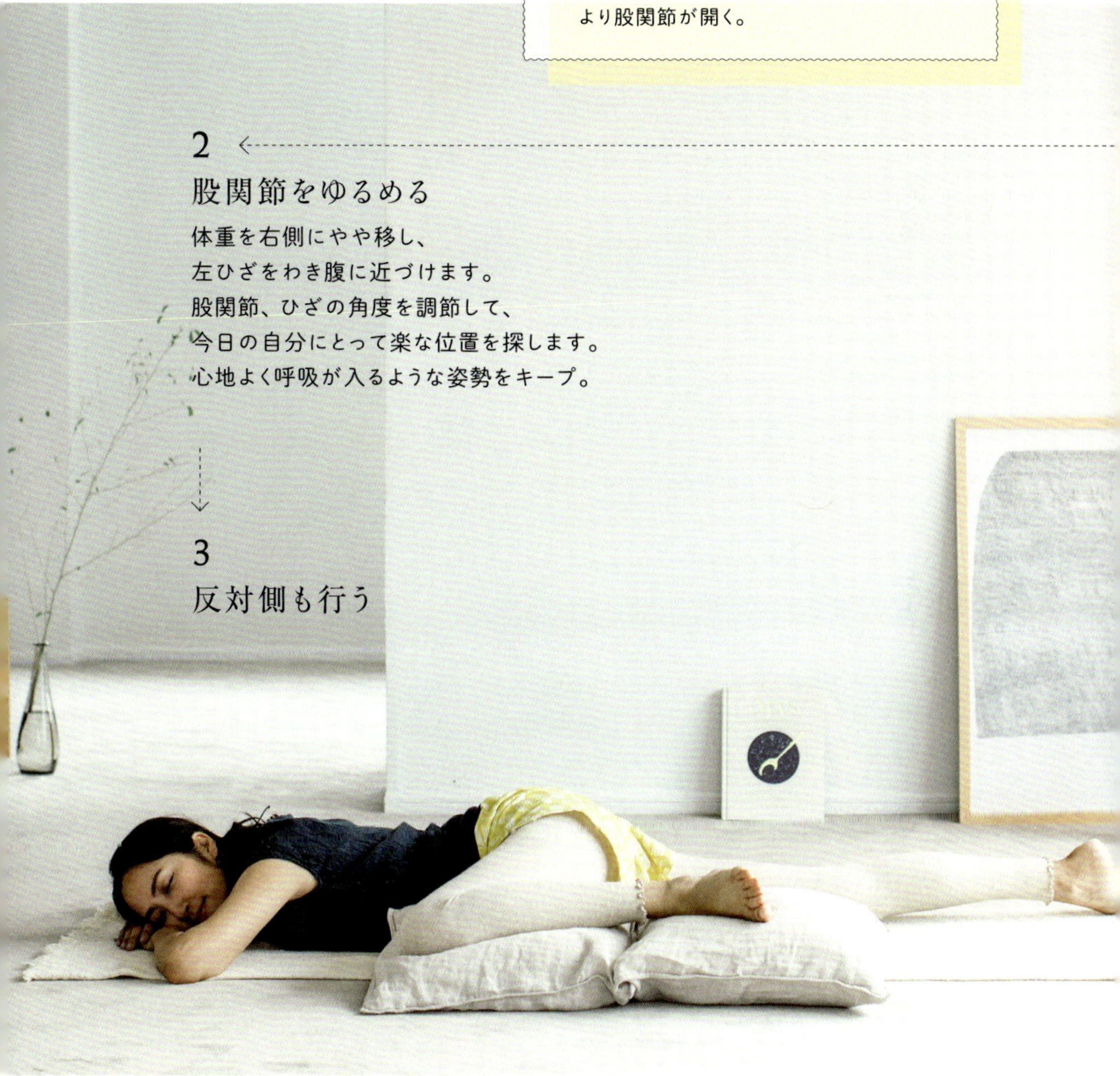

2
股関節をゆるめる

体重を右側にやや移し、
左ひざをわき腹に近づけます。
股関節、ひざの角度を調節して、
今日の自分にとって楽な位置を探します。
心地よく呼吸が入るような姿勢をキープ。

3
反対側も行う

新月の瞑想

新月は、新しいサイクルが始まる時期。
ポーズをとったら、その月のアファメーション
（自分自身に対する肯定的な宣言）を掲げてみましょう。

月は闇に隠れていますが、その分自分の中へと意識を向けやすいのが新月の頃。この頃は自分の内側に光を照らす、内観の瞑想によい時期にあたります。

さまざまな不安や混乱を一度すっかりゼロに戻してみませんか。そして新しいサイクルに時間とエネルギーを注ぎ込みたいテーマ*があれば、それに心を集中します。

「思い浮かべたことが叶っている」とイメージしてみてください。そのとき、内側にどんなエネルギーが満ちているかを先取りして感じましょう。

ポーズをとった後、寝る前のほんのひととき、落ち着いたモードに切り替えてやってみてください。

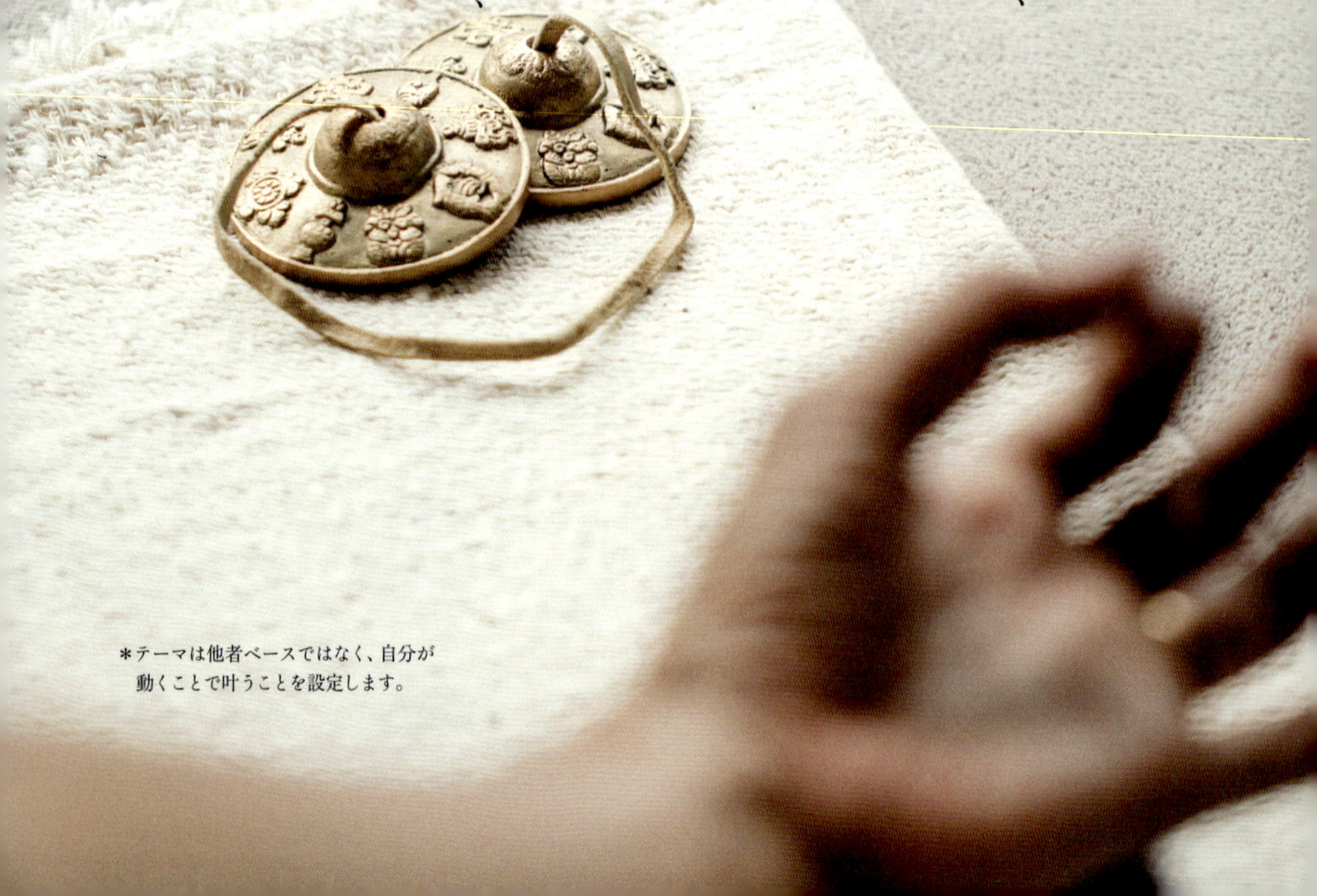

*テーマは他者ベースではなく、自分が動くことで叶うことを設定します。

心が落ち着く場所で、楽に座ってください＊。

まぶたを下ろし、からだに意識を向けて
少し時間をとって、瞑想する姿勢を整えます。

無理のない範囲で背すじを伸ばして
下向きの力と、上向きの力の間でバランスを探し
ちょうどいい姿勢に落ち着きましょう。

よきタイミングがやってきたら、
呼吸の流れへと意識の焦点を移してください。

一つ息を吸うときに 深く（満ちていく）
一つ息を吐くたびに 楽に（欠けていく）

満ち欠けする月のように
からだのすみずみまでいきわたるような呼吸を
ゆったりとした波のようなリズムで繰り返しましょう。

一つ息を吸うときに　深く（満ちていく）
一つ息を吐くたびに　楽に（欠けていく）

吸う息が満ち切ったとき　吐く息がすっかり空になったとき

スローダウンしていく息吹のすき間に
静かでやさしい空間があることに気づきます。
そこでしばらく心を休ませてもいいでしょう。

＊椅子や床に座るのが基本ですが、疲労感が強いときは横になった姿勢でもOKです。

ここからは、もしよかったら
下腹部のあたり、子宮や卵巣の上に
手をあててみてください。

手を置いている場所のあたりに、
なんとなく感じられる温かさ、やわらかい感覚が
骨盤を中心に広がるとイメージします。

自分のペースで、楽に呼吸を続けながら
吐く息ごとに 必要ないものを手放しましょう。

浮かび上がっては、
消えていく感覚をやさしくあやし
この時間を、内なる自分が安らぐこと、
心をクリアにすることにあてましょう。

練習の最後に、これから始まる新しいムーンサイクルに、
やってみたいことや、行ってみたい場所、
叶えたいことや、心がけたいことがあるか、
自分の深いところに尋ねてみましょう。

その願いを軽やかに実行している自分を生き生きとイメージし
「それでいいんだよ〜」と許可を出しましょう。

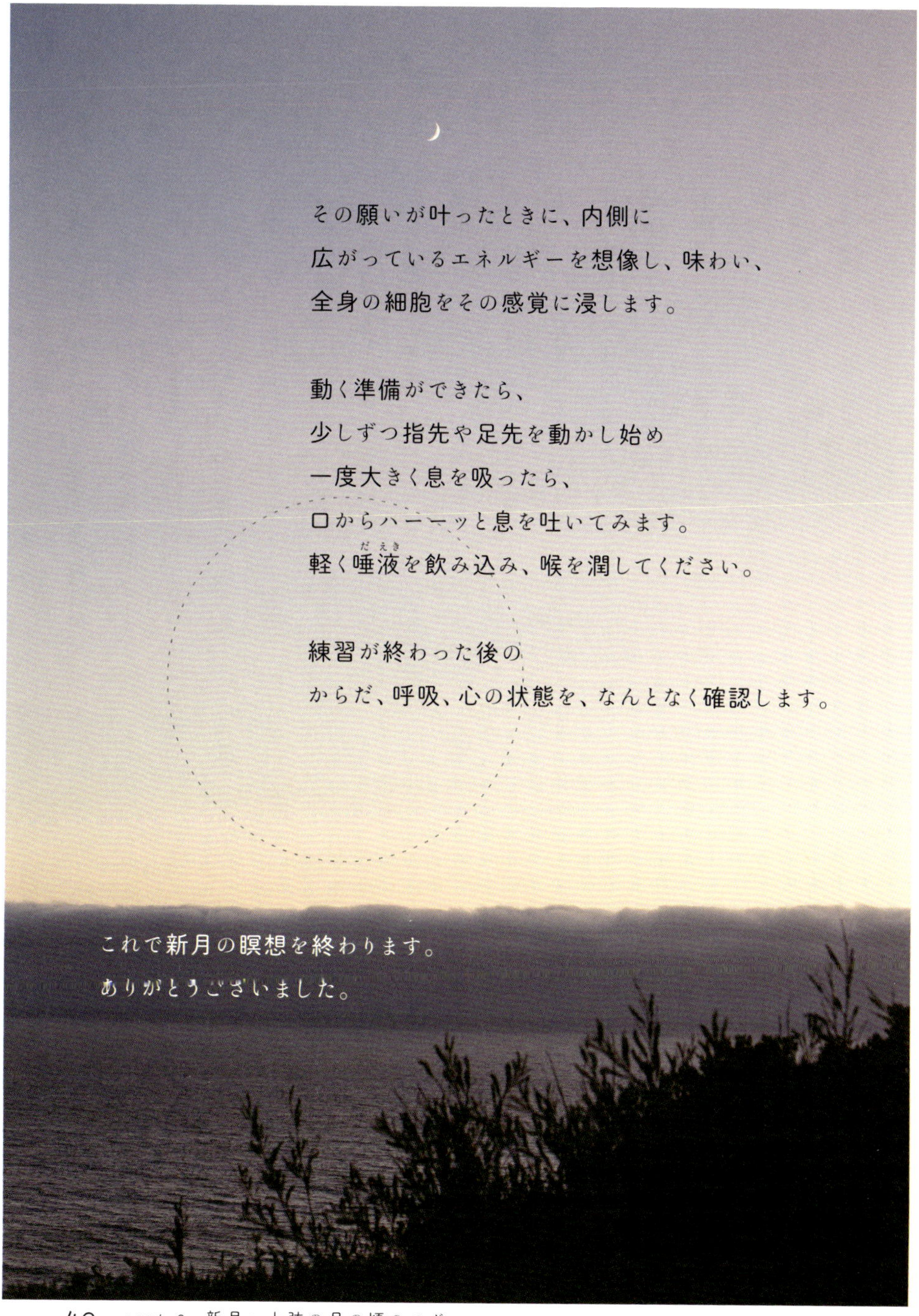

その願いが叶ったときに、内側に
広がっているエネルギーを想像し、味わい、
全身の細胞をその感覚に浸します。

動く準備ができたら、
少しずつ指先や足先を動かし始め
一度大きく息を吸ったら、
口からハーーッと息を吐いてみます。
軽く唾液《だえき》を飲み込み、喉を潤してください。

練習が終わった後の
からだ、呼吸、心の状態を、なんとなく確認します。

これで新月の瞑想を終わります。
ありがとうございました。

新しいサイクルの始まりである新月のエネルギーは、癖付けされていない開かれた性質があります。積極的に休むことで内なる神聖さそのものである自身のエッセンスにつながり、心身の浄化のプロセスを妨げないよう過ごしてみましょう。

私たちの側でいろいろな事情があるときも、ある程度の条件が揃っている女性のからだは、毎月「よし、今月こそ精子がいいタイミングでやってくるかもしれない」と準備しているのが健気なところ。月経は、子宮が受精卵を迎えるためにせっせと用意している子宮内膜を毎月きれいにすることで次のチャンスに備えている、前向きなクリーニングです。生理物質プロスタグランジンが増加し、子宮が収縮することで、文字どおり「小さな出産」を毎月しているのですから、皆それぞれ頑張っているのだと思います。

この時期はエストロゲンもプロゲステロンも低値となり、免疫が低下して感染症にかかりやすくなります。性ホルモンは気分の調節にも関わっていますから、疲れるような人混みや賑やかすぎる場所を避けることができるとよいでしょう。また、普段より眠気を感じやすい方も多くなります。そんなこんなで、この時期にやる気が出なかったり、疲労感を感じるのはごく自然なことです。

産婦人科医の武谷《たけたに》雄二《ゆうじ》氏は著書『月経のはなし』の中で、日本を含む数多くの文化で、月経中の女性は集団から離れた小屋に隔離され、なるべく休むことを奨

積極的に養生デーをつくる

励されたという話を紹介しています。神道では、月経中の女性は穢《けが》れた（気枯れた）状態にあるとみなされていたそうなのですが、アーユルヴェーダでもこの時期の女性はヴァータ*1が乱れやすく「風に当たらない」「運動しない」「髪の毛を洗わない」ことをすすめています。月経中、とくに経血量が多い最初の2、3日は養生するような気分でのんびりしてみましょう。普段「自分が頑張らないと外も内も回らない」という方こそ、自分を大切にすること、セルフラブを練習しましょう。明らかに消耗することをやめることも一つですし、静かで幸せな気持ちが自然と湧いてくること、やさしくてまん丸な心の自分に戻ることがあれば、意識的に選んで実行すると、自分への贈り物になると思います。

人それぞれ自分に合ったやり方があると思うのですが、私は最初の数日間はあまり頭に刺激を与えたくないので、髪の毛を洗わないで、シャワーで過ごすようにしています。そして、からだも心もゆるめたいので、冷やさないように、心持ちカフェインや電子機器を触る時間を控えめにしています。湯たんぽをおなかにあてながらソファに横になることや、足湯をしながら仕事と関係のない本を読んだりすることも。アーユルヴェーダでは、この時期に口にするものは、消化にやさしいものをすすめています。*2 いつもより、少しだけ目や胃腸にかかる負荷を減らすことで、手放すものをしっかり出し切る力を応援しましょう。

＊1 風のエレメントで冷性・乾性・軽性質をもつ。

＊2 月経時の食事として、からだをくつろがせ、温めるものがすすめられます。具沢山のお味噌汁や鍋料理、参鶏湯（サムゲタン）などの煮込み料理など。

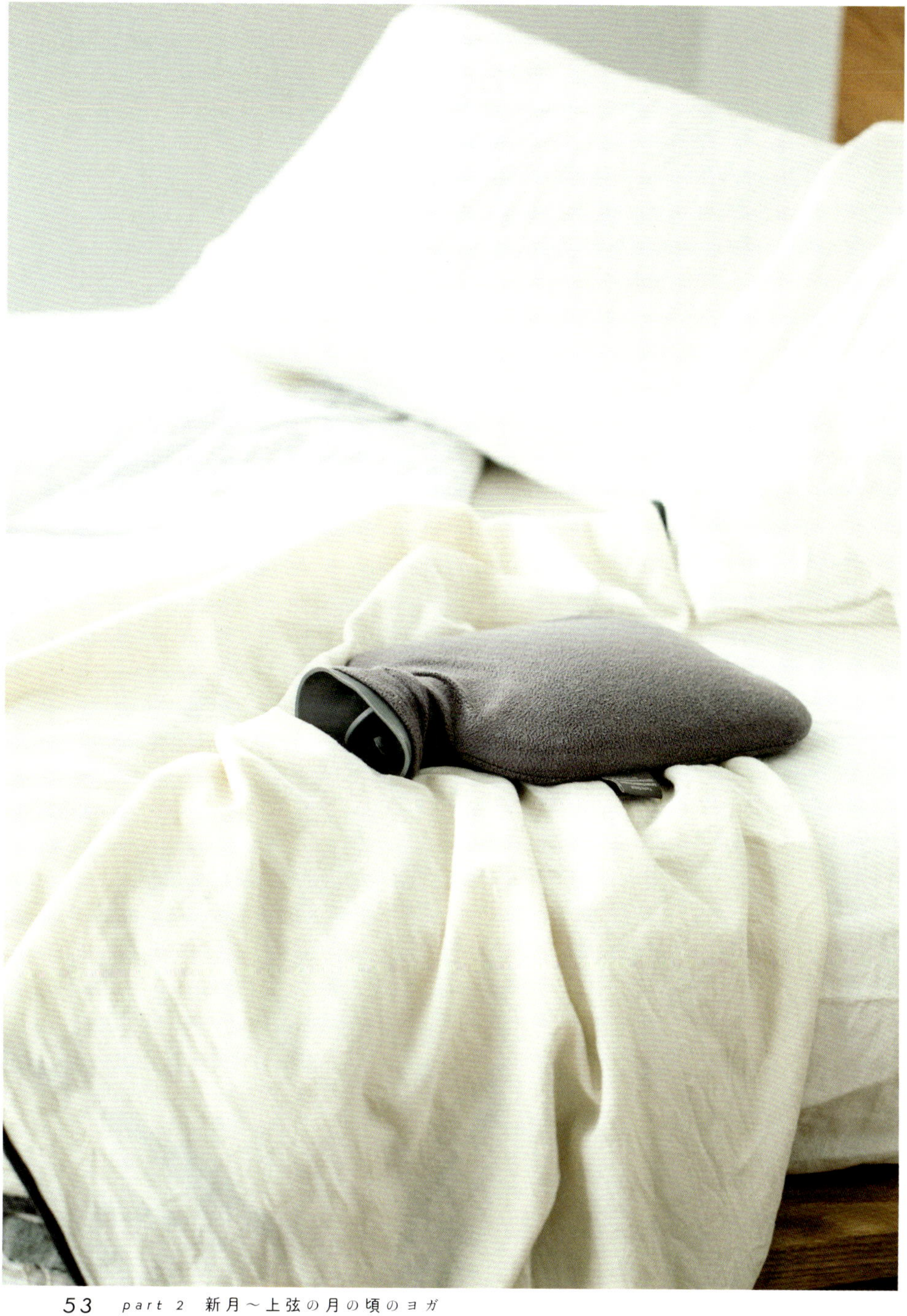

tips 2

水筒にカルダモンを一粒

カナダでバーニー先生の陰*ヨガ・トレーニングを受けていたときのこと。お昼休み後、一緒に研修を受けている仲間が自分の目の前をそろりそろり歩いているのに気づきました。その手には並々とコーヒーを入れたカップとソーサーが。「どうしたの？」と話しかけると、「私ね、1か月間はプラスティック製品を新たに使わないという誓いを立てたの」と、少しはにかみながら教えてくれました。日本でもマイカップを持参すると割引になるカフェなどが増えて久しいですが、海外のコンシャスな人たちの間では脱プラスティック化がかなり進んでいます。ヨガスタジオでもウォーターボトル持参は当たり前になっています。

私は、できるときには保温水筒にお白湯《さゆ》を入れ、カルダモンを一粒加えたものを持ち歩きます。カルダモンは「スパイスの女王」とよばれ、チャイには欠かせないスパイス。胃腸の調子を整え、心の純粋性を高めるとアーユルヴェーダでは考えられています。温かい飲み物は胃腸を温め、気分をやわらげてくれるもの。とくに排出・排泄の力が高まっている月経期間中はカフェインや冷たいものを控えて、ゆるめることを心がけると調子がよいようです。

毒素の排出を促すしょうがを数切れ入れたジンジャーティーや、子どもと一緒に飲めるルイボスティーにローズを一つ加えて香りづけしたものもからだにすっとなじんでくるようで、ノン・カフェインの選択肢として気に入っています。

＊重力を利用して、一つひとつのポーズを長くキープするヨガ。
神経や筋肉の結合組織へ働きかけ、心を落ち着ける効果が高い。

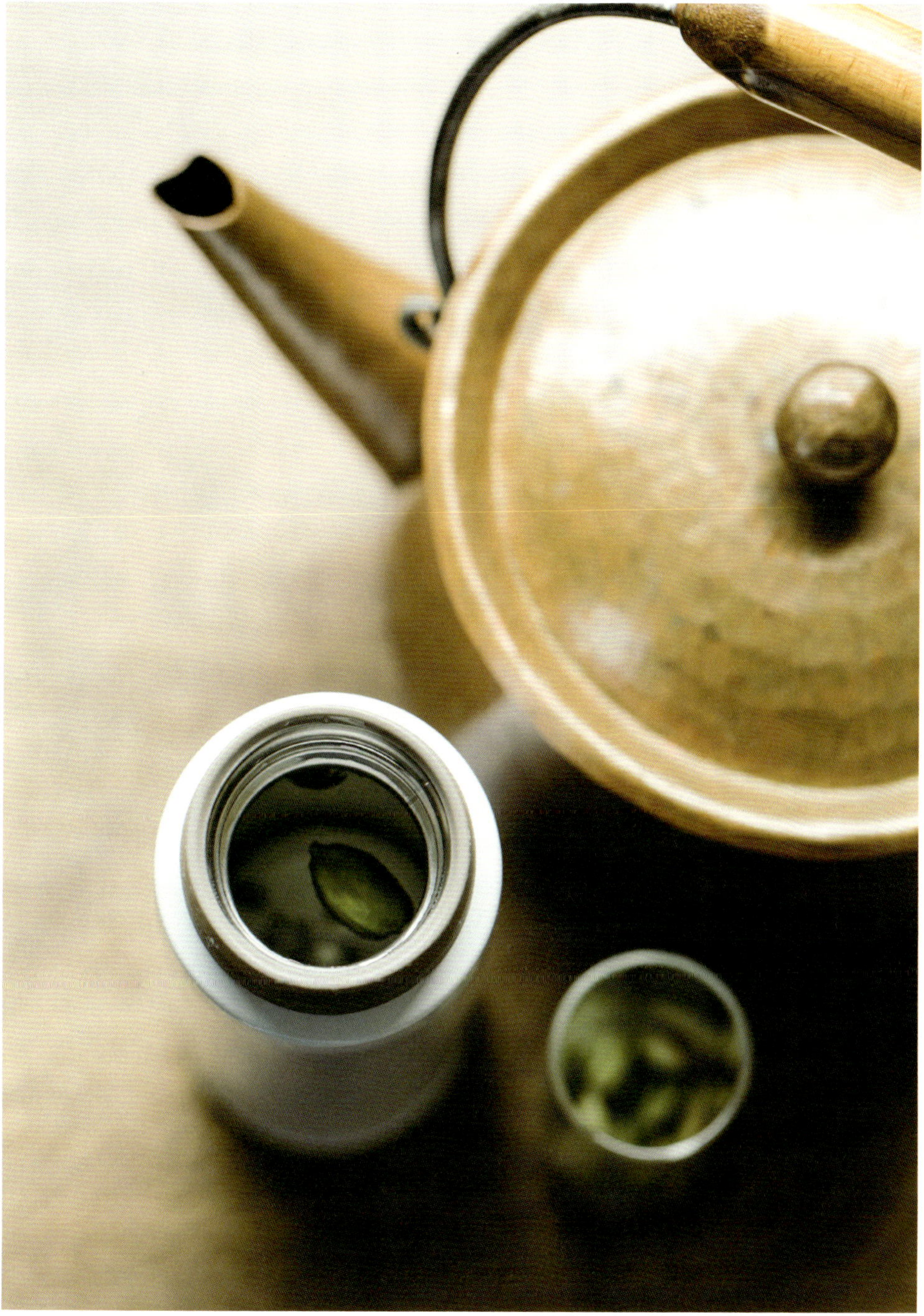

column 1

新月のデトックス ――CCF Tea

「二人めの子どもを産んでから、体型が戻らなくて」と、相談を受けました。

アーユルヴェーダですすめられるCCF茶は、自然派のダイエットを探している方、食べすぎが続いて、ゆるやかなデトックスをしたい方にもおすすめのレメディーです。メタボや心の重さなどの微妙な不調は、ため込んでいる余計なものを手放すことで改善する場合も多いもの。

ありがたいことにおいしいものがたくさん手に入りやすい時代に生きていますから、新月や土用などの節目には、ゆるやかな心身の浄化を心がけるといいと思います。

CCF茶の材料は、スーパーでも手に入りやすいクミン、コリアンダー、フェンネルの3種のスパイスのみ。ノンカロリーのCCF茶は、微量ミネラルや抗酸化物質を多く含みます。おなかにたまった老廃物をすっきり出し、胃腸の調子を整えてくれるとか。よかったら試してみてくださいね。

[材料](コーヒーカップ2杯分)

水…500ml

クミン…小さじ1/2

コリアンダー…小さじ1/2

フェンネル…小さじ1/2

[作り方]

1 すべての材料を小鍋に入れて、沸騰させます。

2 沸騰したら、弱火にして10分ほど煮出して、スパイスを濾します。

3 多めに作ったお茶を保温瓶に入れて、日中ちょこちょこ口にしてみてください。

＊CCFはCumin(クミン)、Coriander(コリアンダー)、Fennel(フェンネル)の頭文字の略。
＊あらかじめ小瓶に各スパイスを1/3ずつ加え混ぜ合わせたMIXを準備しておくと便利です。
小さじ1杯のCCFで約1カップのお茶ができます。
＊まれにフェンネルにアレルギー反応を起こす人がいます。ニンジンやセロリが合わない方は注意してください。

part 3

上弦の月～
満月の頃のヨガ

アクティブ・卵胞期は健康のベースを整える

出血が終わった後は、徐々にエストロゲンの値が高まり、新陳代謝を活発にして、肌に潤いが出る、ヒップの位置が高くなるなど女性らしいからだをつくる、骨にカルシウムをたくわえるという作用が高まります。また、副交感神経の働きが高まり、調子がいいと感じる人も多いでしょう。

妊娠を希望している人は、卵胞期の後半にかけて、透明で糸を引くおりものが増える時期が好ましいタイミングになります。

心身ともに安定しやすいこの時期は、バランスが崩れがちな周期の後半を楽にしたりエイジング対策にもなります。

女性ホルモンは個人差もありますが、30代半ばからプロゲステロンが低下し、40代を過ぎるとエストロゲンの減少も加速します。そうした意味で比較的体調が安定している時期は、ホルモンの下支えが減少する不調が出やすい時期に備えて、ヨガで筋肉を鍛える、骨に刺激を与えて骨密度の減少をゆるやかにする、心肺機能を強化し、毛細血管の量を維持することをねらいます。ちょっとアクティブくらいを意識して過ごしましょう。

心肺機能を高め、ほどよく交感神経を使う

新陳代謝が活発になる時期、適度に心肺機能に
負荷をかけたり、健康の要である下半身を鍛えるポーズや、
後屈などで疲れにくいからだをつくります。

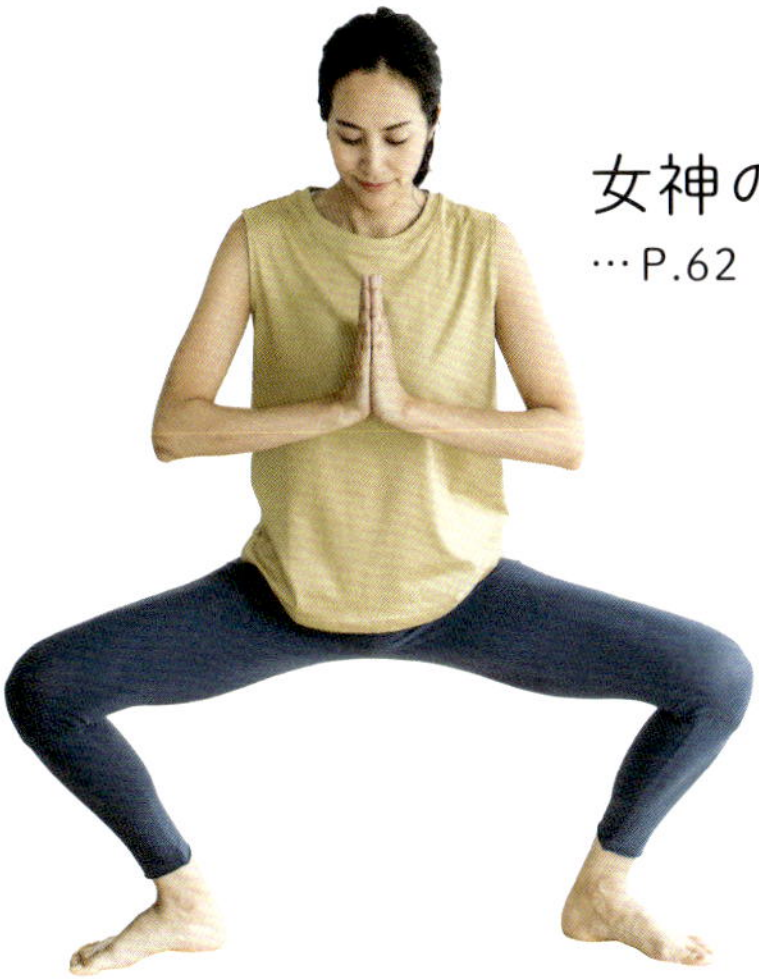

女神のスクワット
…P.62

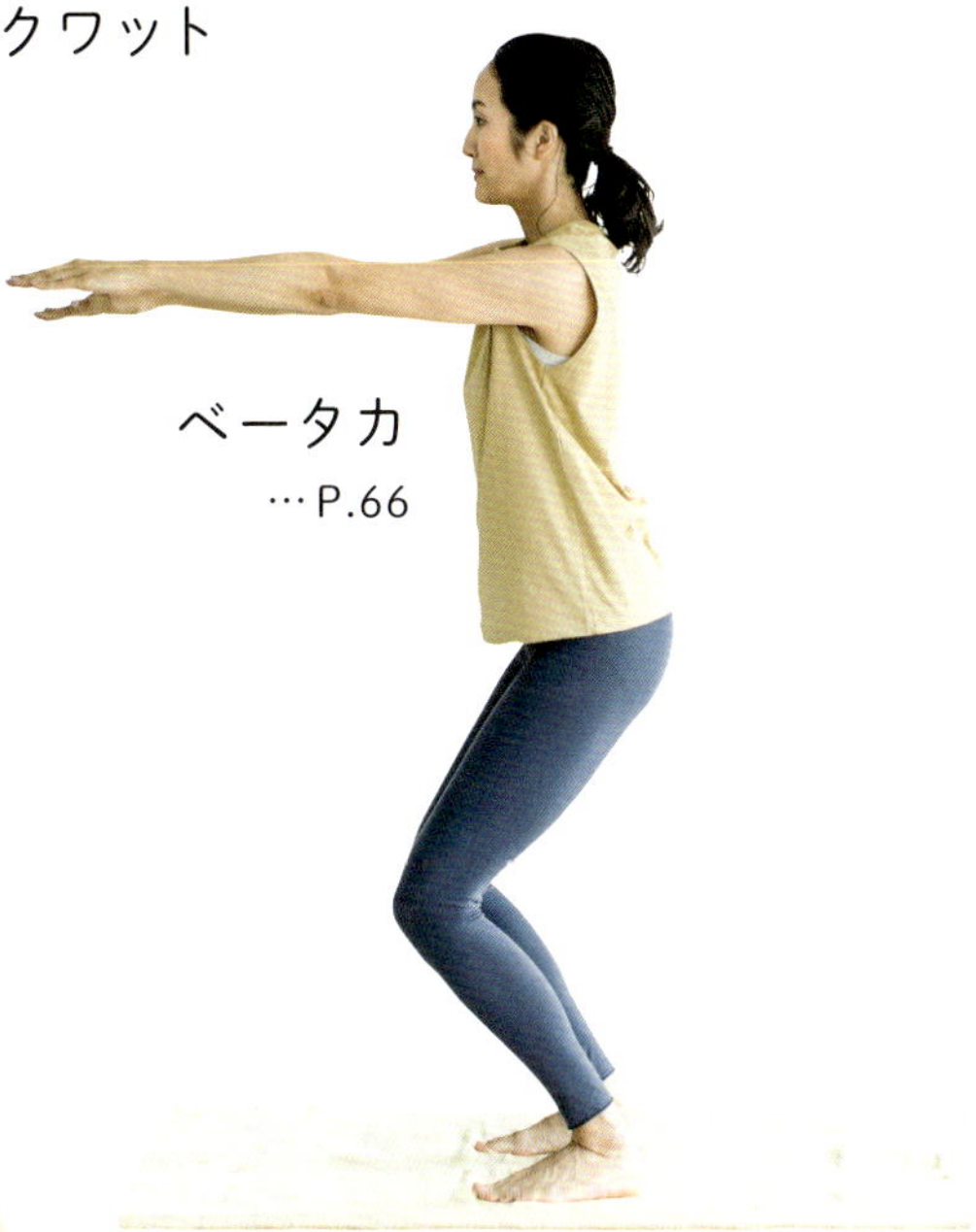

ベータカ
…P.66

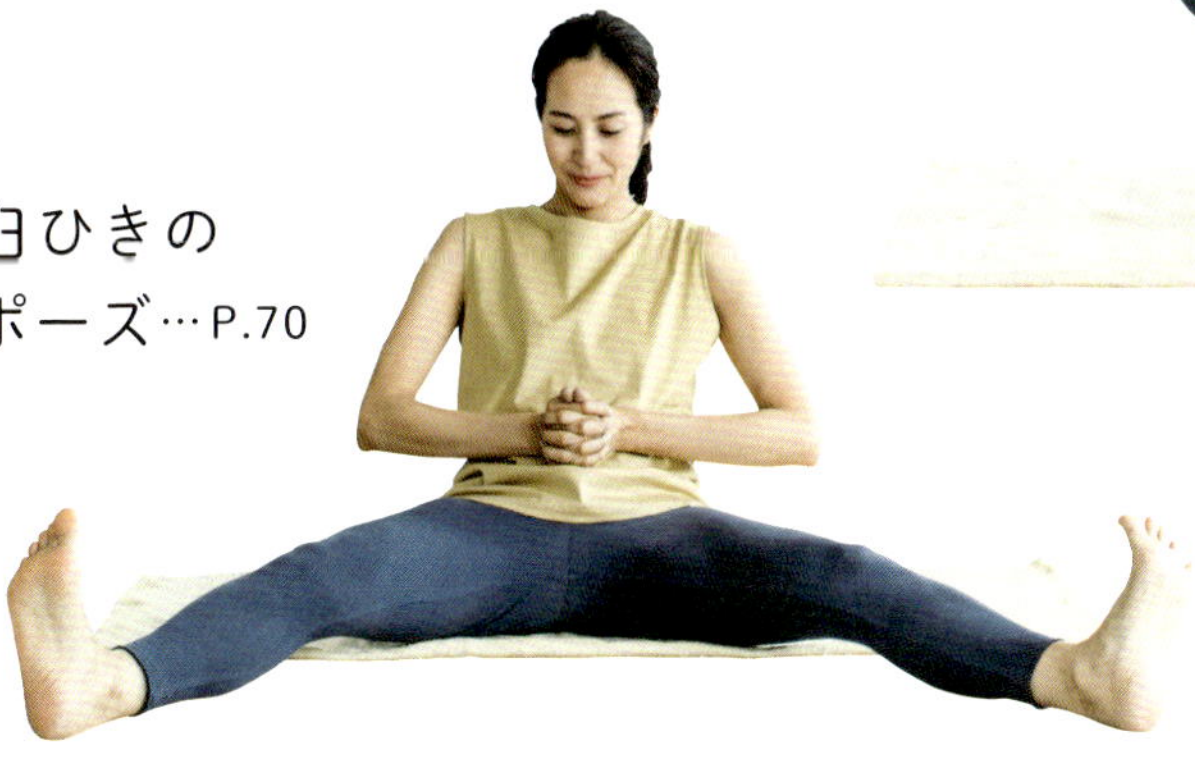

臼ひきの
ポーズ…P.70

アクティブ・卵胞期の
アーユルヴェーダの
エネルギー

カファ［水］

月経後から排卵に向かっていく時期は、カファのエネルギーが優勢になります。

カファの性質は、重たくて、冷たくて、安定しています。ホットミルクに対して、ヨーグルトのようなイメージです。

この時期に活動的に過ごすということは、安定した状態の反対ですから、安定に活動の性質を加え、地に足のついた軽やかさを促します。

また、この時期は組織がみずみずしく潤うという特徴があるので、肌のケアをするのにもよいでしょう。

カファは、ほかの性質に比べて、安定した丈夫であるといった特徴がある半面、カファのエネルギーが高まりすぎると、バランスを崩してだるくなる、眠くなる、むくみやすくなる、太りやすくなるといった傾向があります。

香辛料の利いた料理や温野菜を食べる、早起きをする、午前中からテキパキ動くなど、「軽やかさ」をキーワードに過ごすとよいと思います。

三つの性質（ドーシャ）

Vata（ヴァータ）
風 ＋ 空

Pitta（ピッタ）
火 ＋ 水

Kapha（カファ）
水 ＋ 地

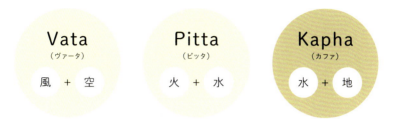

カファ体質の人は、体重が増えやすい、体力がある、爪が厚く髪にツヤがある、しっとりした肌、眠ることや自宅で過ごすのが好き、穏やかでやさしい気質といった特徴があります。

アーユルヴェーダ的なこの時期の過ごし方

- 「少しアクティブ」くらいを意識してからだを動かす
- 肌や髪に潤いケアをする
- からだを冷やさない
- 脂っぽい食事を控えめに
- 将来のからだに投資する

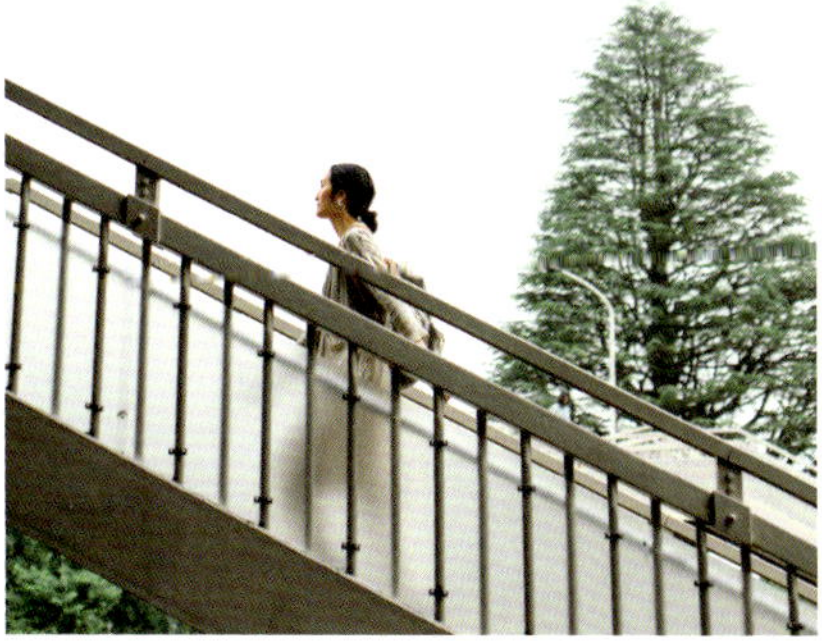

アクティブ・卵胞期 pose1

女神のスクワット

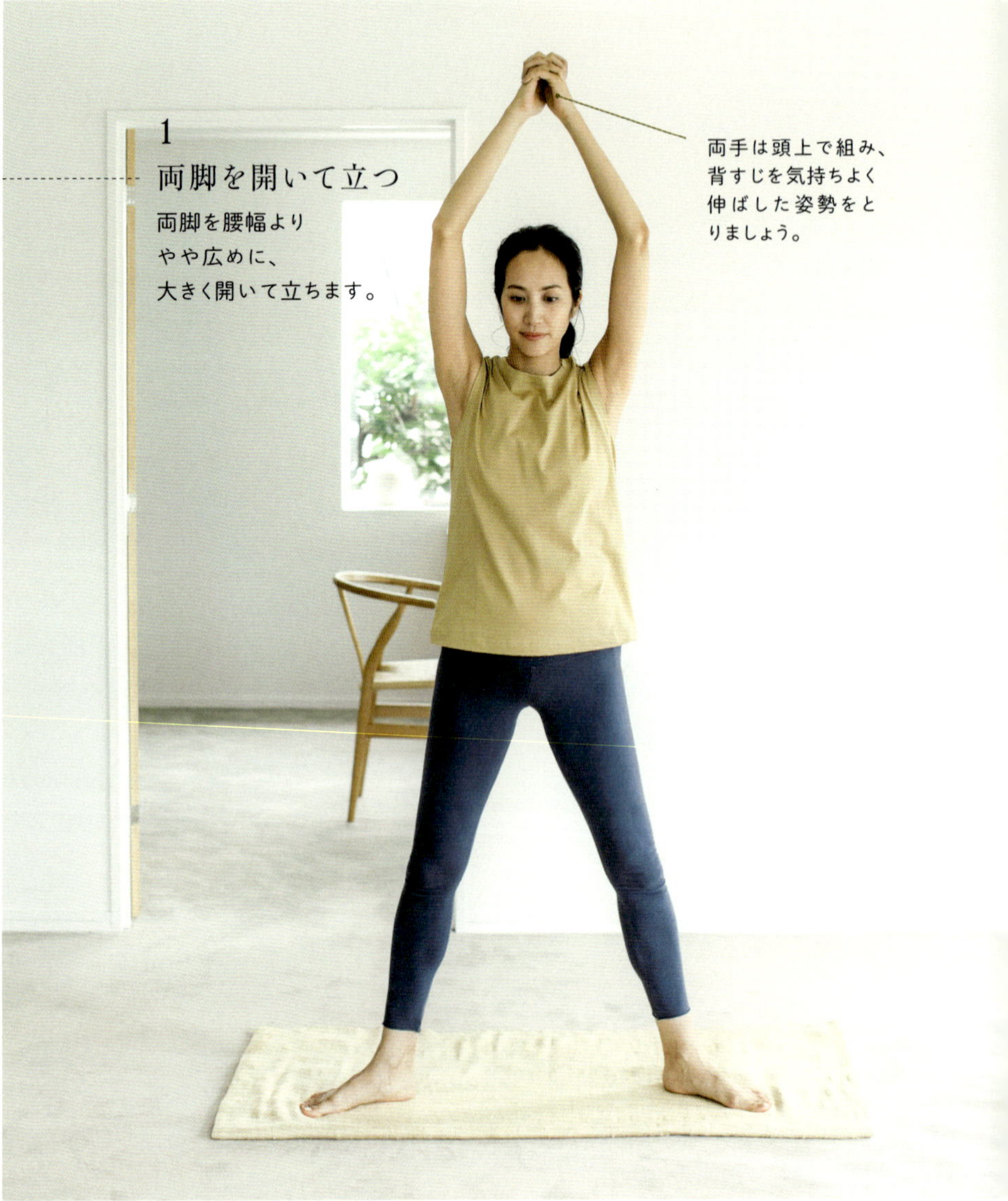

1
両脚を開いて立つ

両脚を腰幅より
やや広めに、
大きく開いて立ちます。

両手は頭上で組み、
背すじを気持ちよく
伸ばした姿勢をと
りましょう。

pose

・デトックス
・むくみ改善
・足腰の強化
・股関節
・冷えの改善
・エイジング
・筋肉の活性化

2
胸を開く

親指と人差し指の先で輪を結びます。
ひじを曲げて胸を開きながら、
腰を下ろしていきます。

3
1、2を繰り返す

1と2を呼吸に
合わせて行き来します。
息を吸いながら伸び上がり、
吐きながらスクワットダウン。
何度か繰り返したら、腰を下ろした
2の姿勢で数呼吸キープしても。

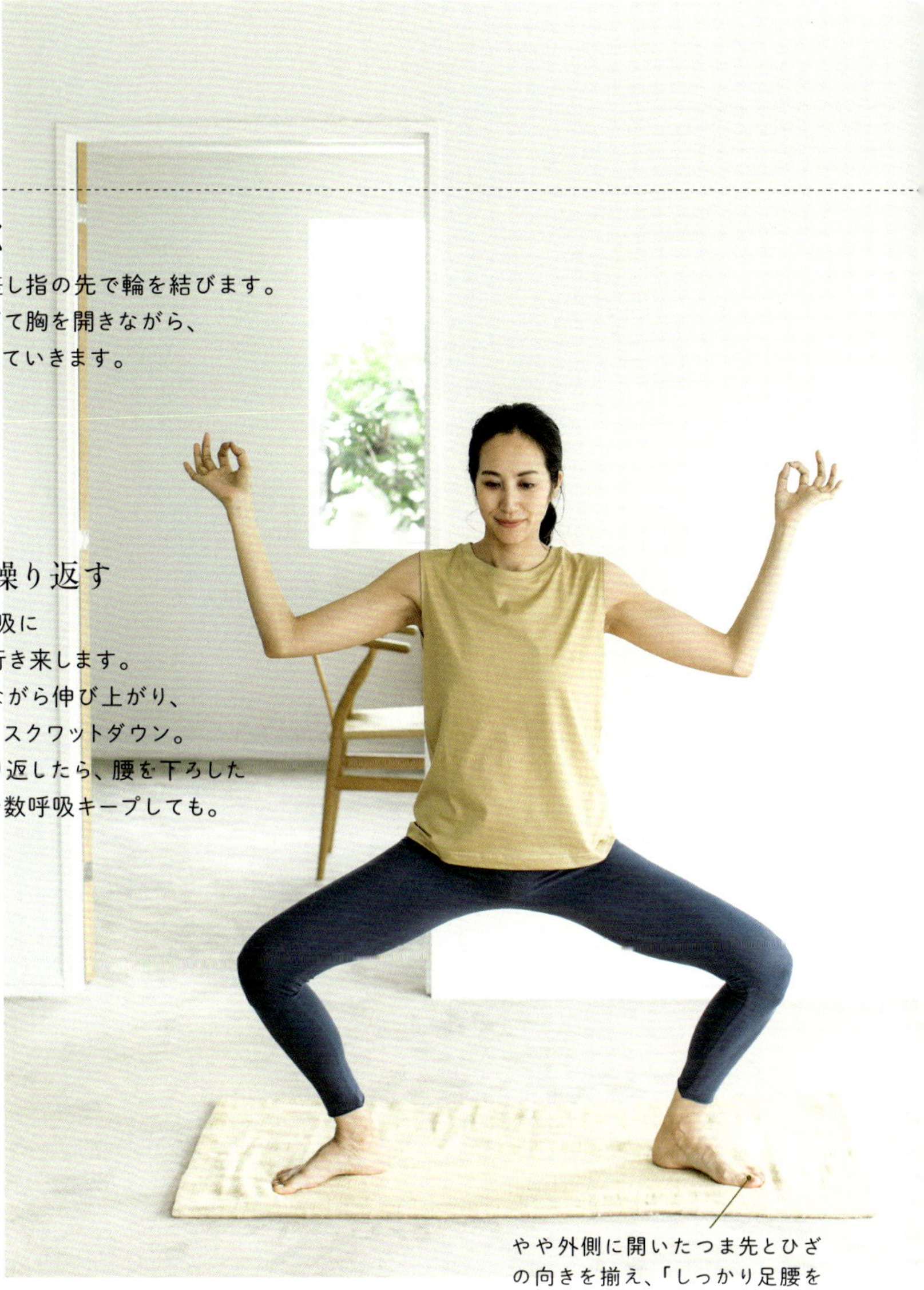

やや外側に開いたつま先とひざの向きを揃え、「しっかり足腰を使っているな」と感じられる程度の負荷がかかる位置を探します。

アクティブ・卵胞期 pose1

女神のスクワット

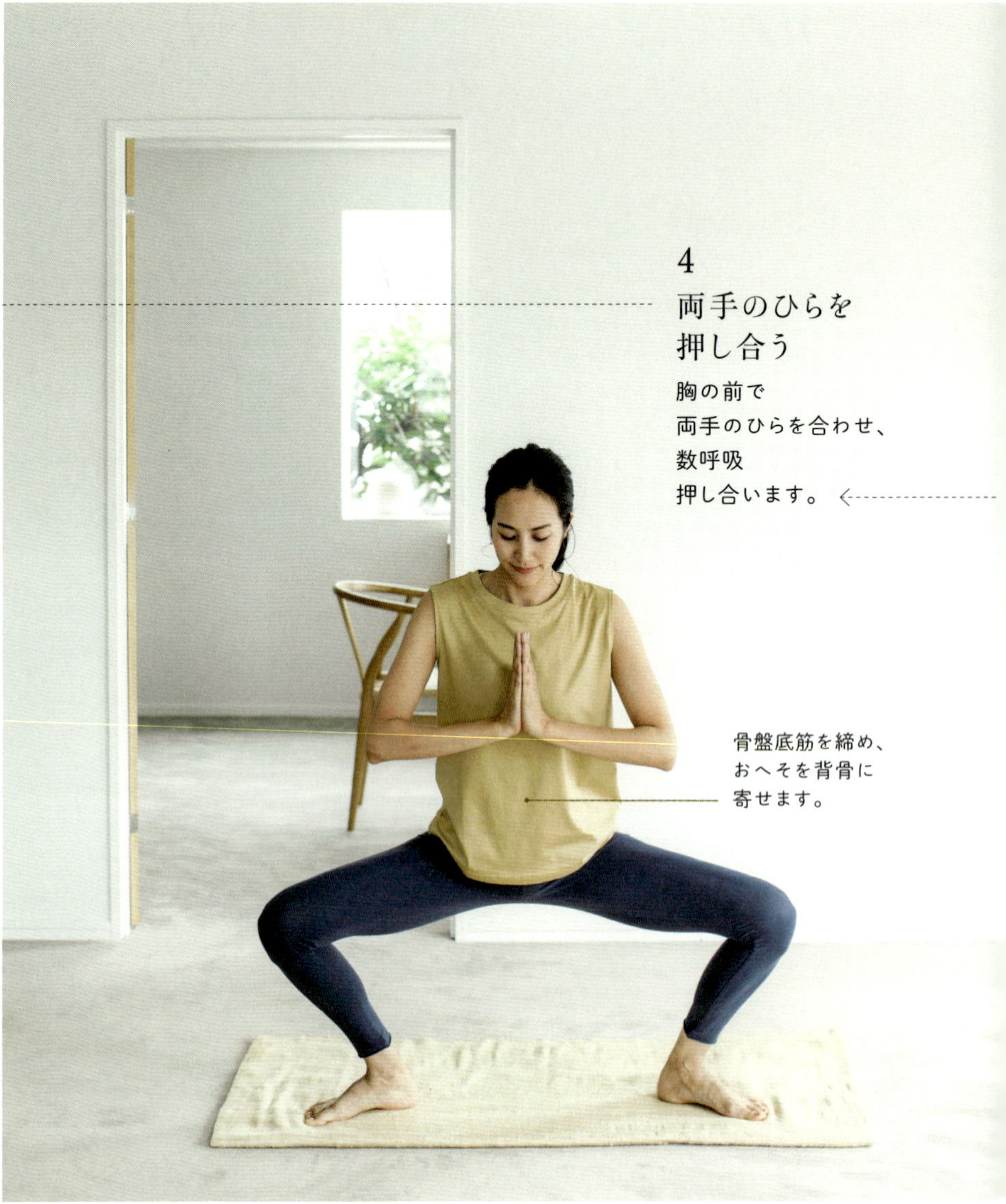

4
両手のひらを押し合う

胸の前で
両手のひらを合わせ、
数呼吸
押し合います。

骨盤底筋を締め、
おへそを背骨に
寄せます。

意識するといいポイント

- 背中は無理なく伸ばして。
- 動かしている筋肉、使っている関節を意識する。
- 足裏を感じながら、かかとの上に重心を置く。
- ひざの向きとつま先の向きを揃える。

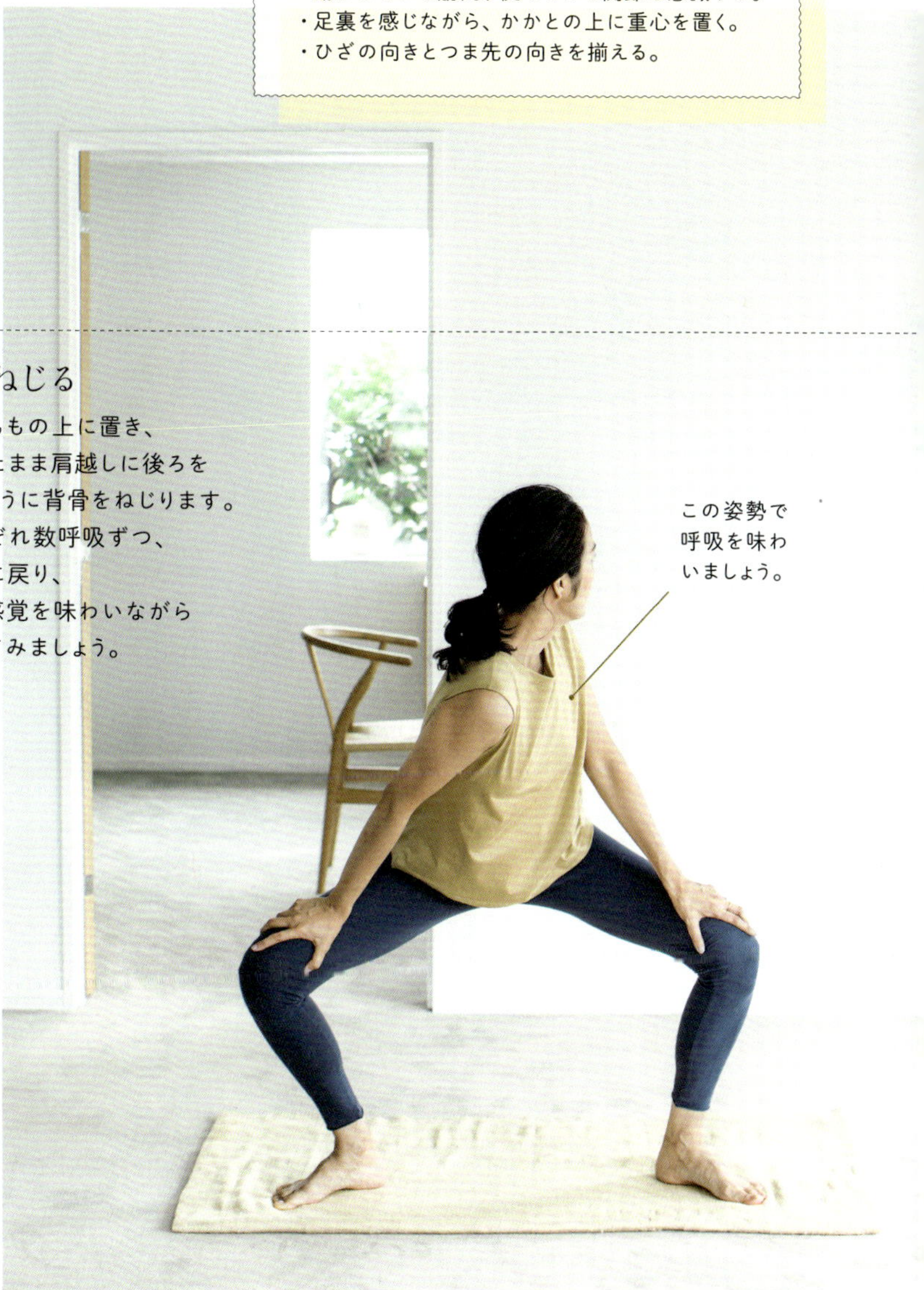

5
背骨をねじる

両手を太ももの上に置き、
腰を沈めたまま肩越しに後ろを
振り返るように背骨をねじります。
両側それぞれ数呼吸ずつ、
立ち姿勢に戻り、
からだの感覚を味わいながら
深呼吸してみましょう。

この姿勢で
呼吸を味わ
いましょう。

アクティブ・卵胞期 pose2

ベータカ

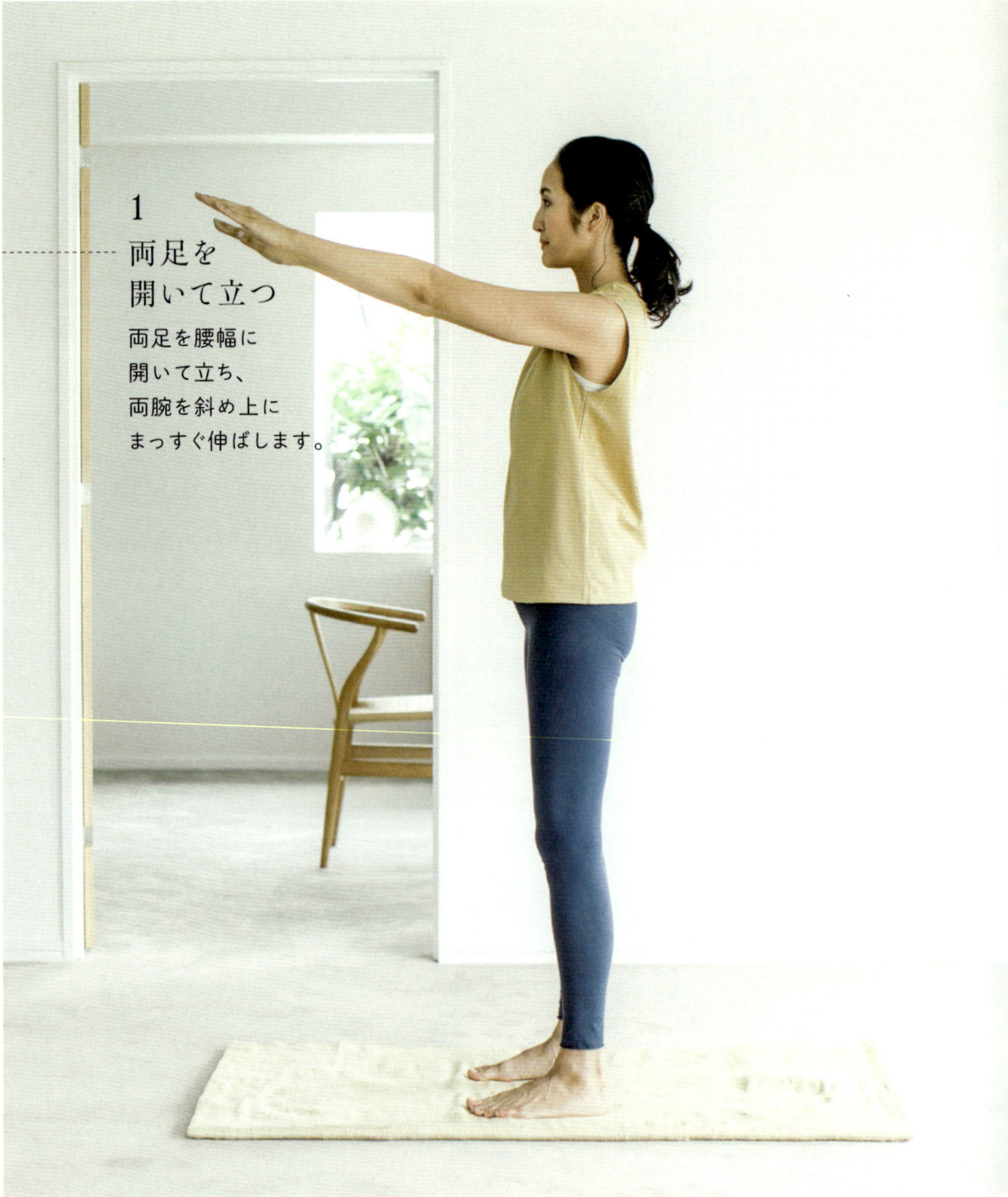

1

両足を開いて立つ

両足を腰幅に
開いて立ち、
両腕を斜め上に
まっすぐ伸ばします。

・足腰を強化する
・心肺機能を向上する
・首・肩のコリをやわらげる
・筋持久力UP
・代謝UP

2
上腕の付け根を刺激する

伸ばした両腕を勢いよく引き寄せて、親指の付け根で上腕の付け根をパン！と刺激します。

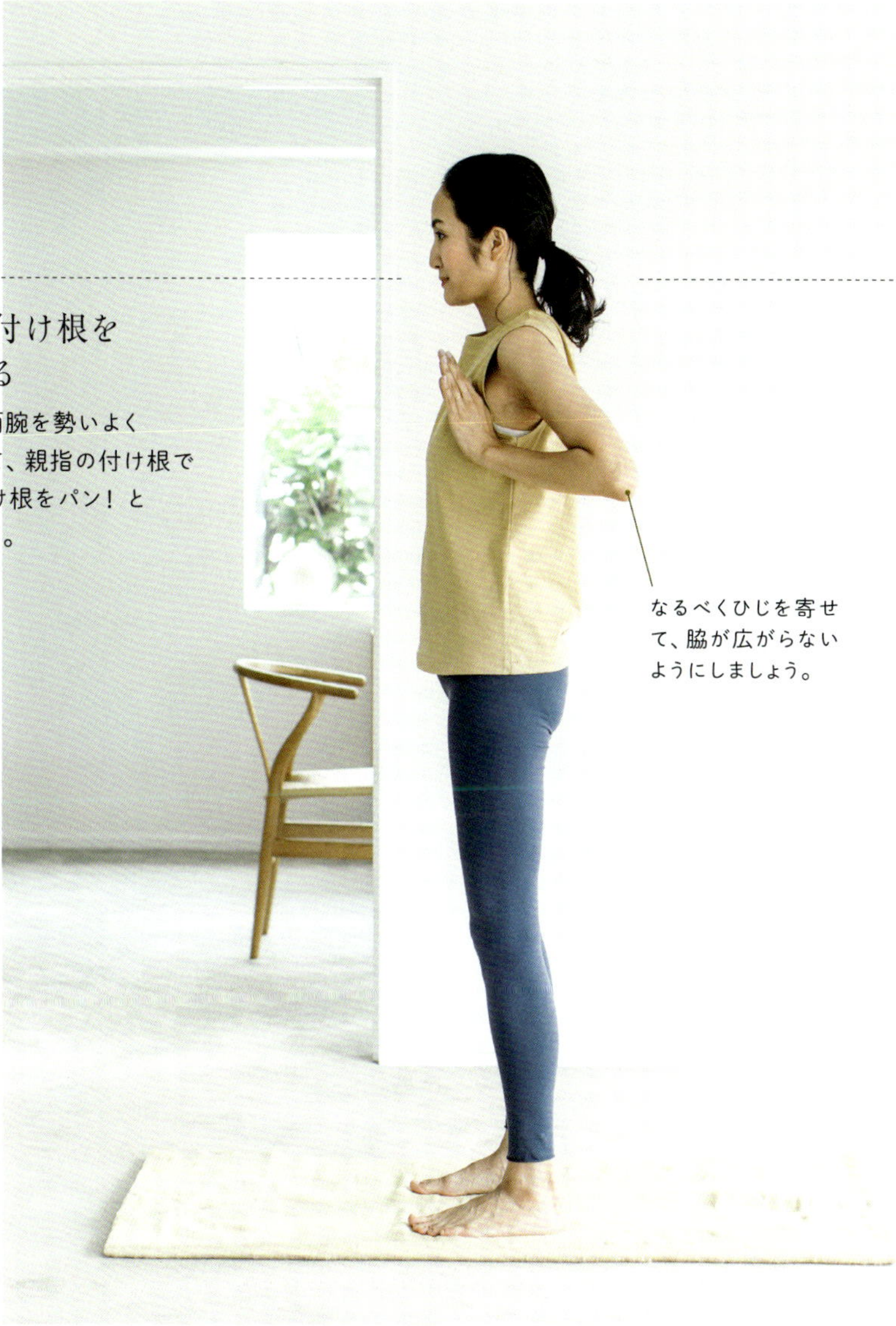

なるべくひじを寄せて、脇が広がらないようにしましょう。

ベータカ

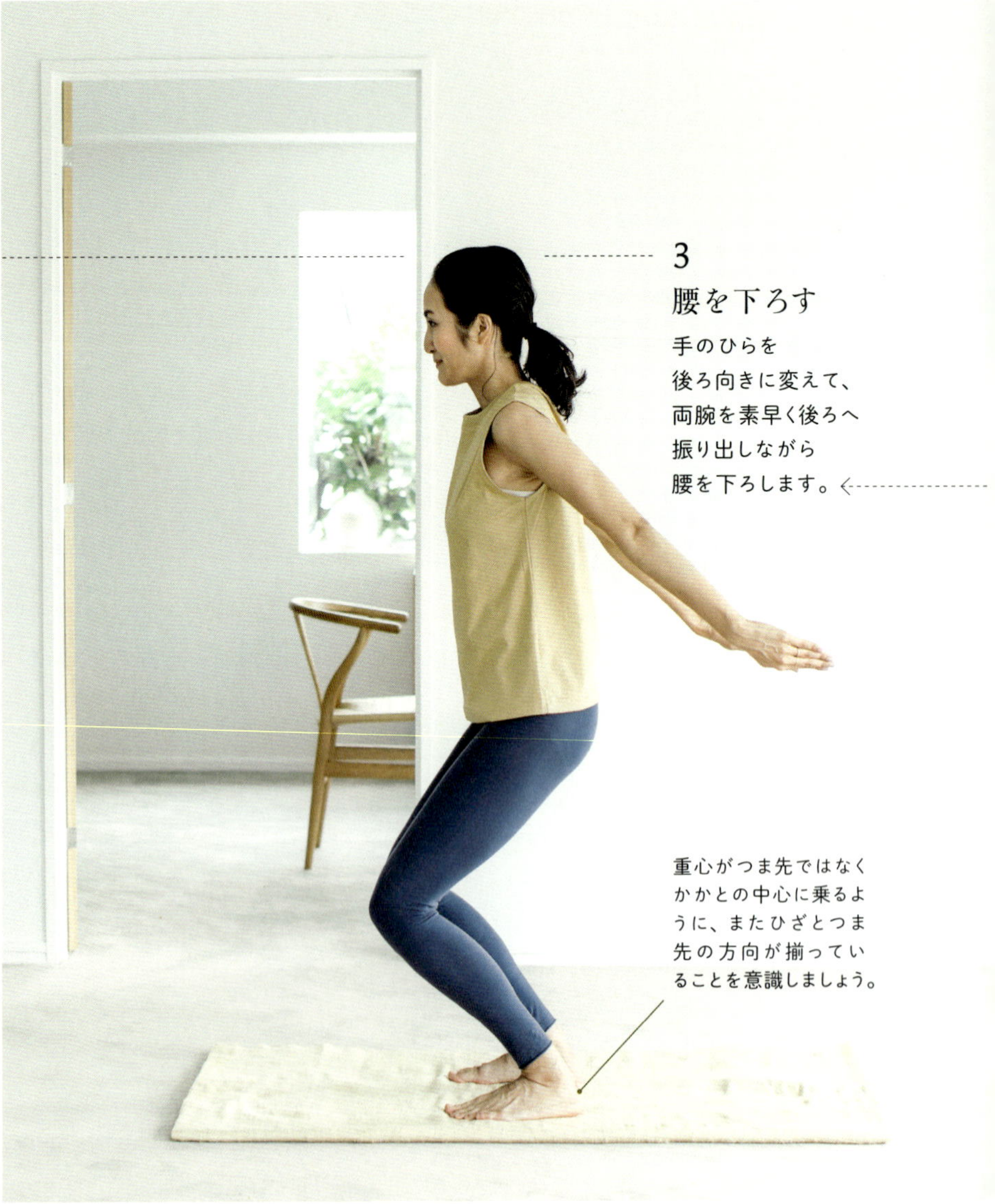

3
腰を下ろす

手のひらを
後ろ向きに変えて、
両腕を素早く後ろへ
振り出しながら
腰を下ろします。

重心がつま先ではなく
かかとの中心に乗るよ
うに、またひざとつま
先の方向が揃ってい
ることを意識しましょう。

意識するといいポイント

- やりはじめは動きに慣れるように、ゆっくり＆浅くひざを曲げて。
- 慣れてきたら、リズミカルに深く腰を下ろして負荷を上げても。
- 動かしている筋肉、使っている関節を意識する。
- ふらつくようだったら、おなかと骨盤底筋に力を入れる。

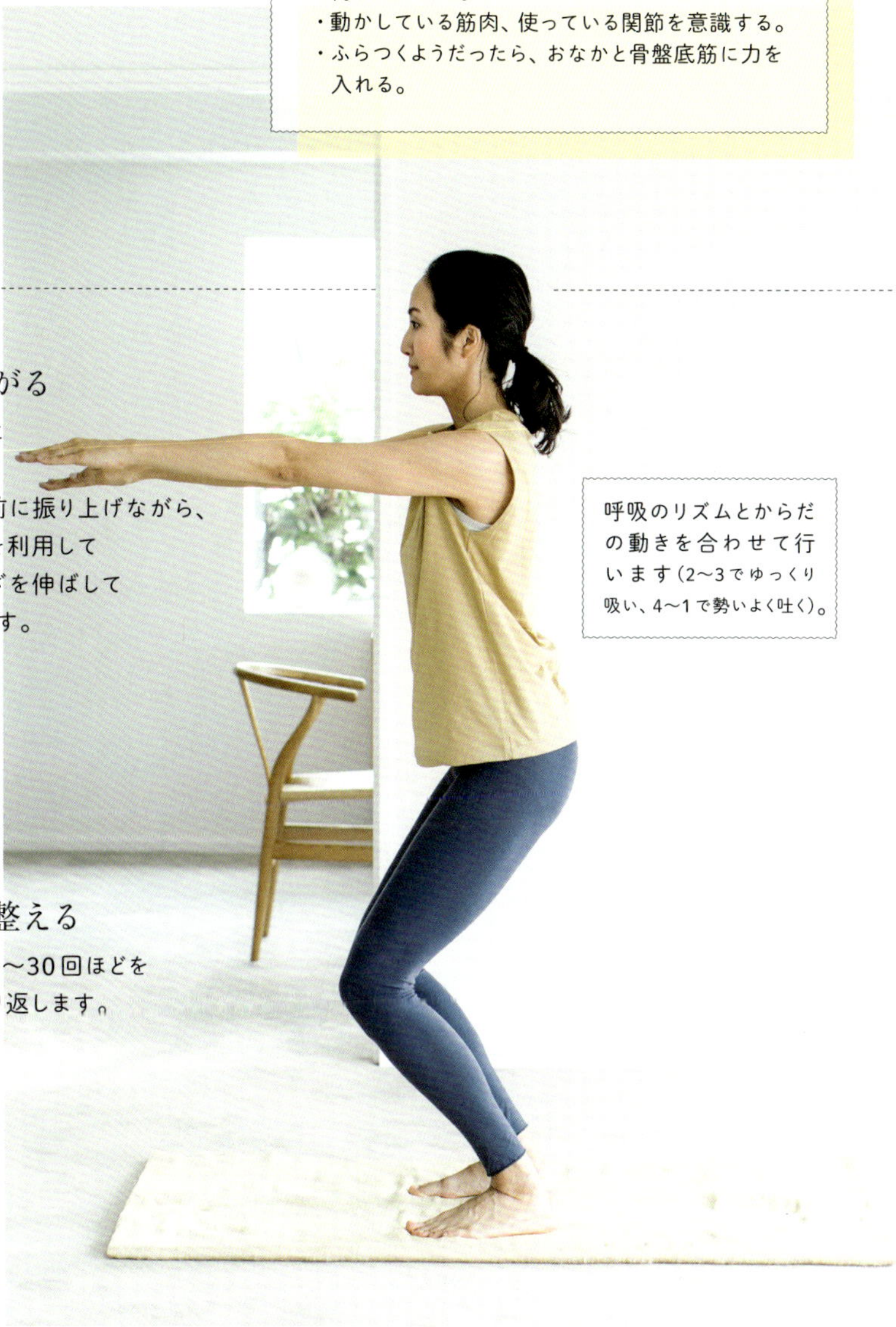

4
力強く伸び上がる

斜め後ろに伸ばした手の甲を前に振り上げながら、その勢いを利用して曲げたひざを伸ばして1に戻ります。

呼吸のリズムとからだの動きを合わせて行います（2〜3でゆっくり吸い、4〜1で勢いよく吐く）。

5
呼吸を整える

1〜4を10〜30回ほどを目安に繰り返します。

アクティブ・卵胞期 *pose3*

臼《うす》ひきのポーズ

1
両手を組み、
上体を前に傾ける

石臼をひいているような動作をとるポーズ。
床に開脚で座ります。つま先を上に向けて、
両手をからだの前で組み、
上体を前に傾けます。

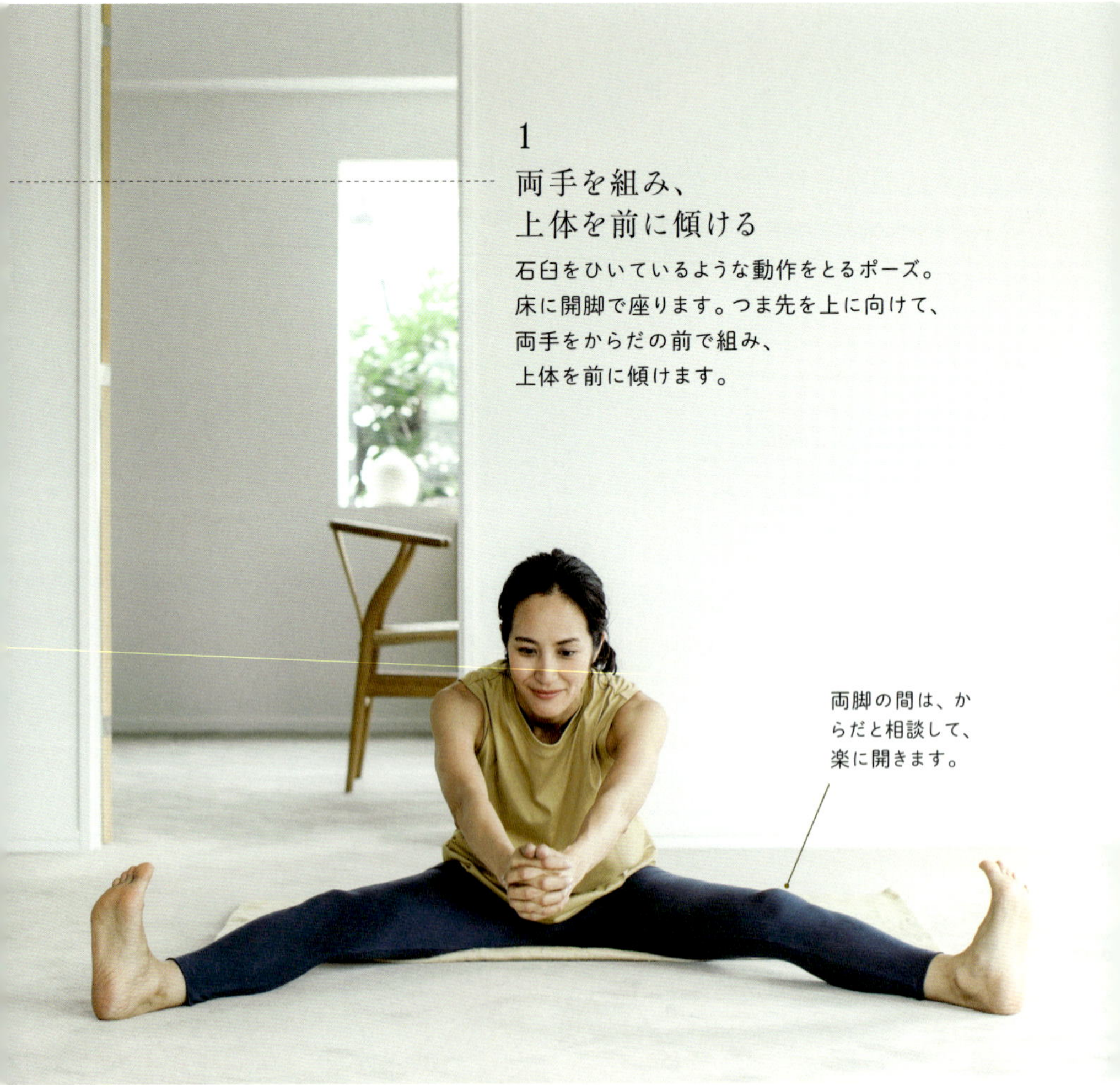

両脚の間は、からだと相談して、楽に開きます。

pose

・全身のめぐり
・脚の内側をストレッチ
・心肺機能の向上
・顔色がよくなる

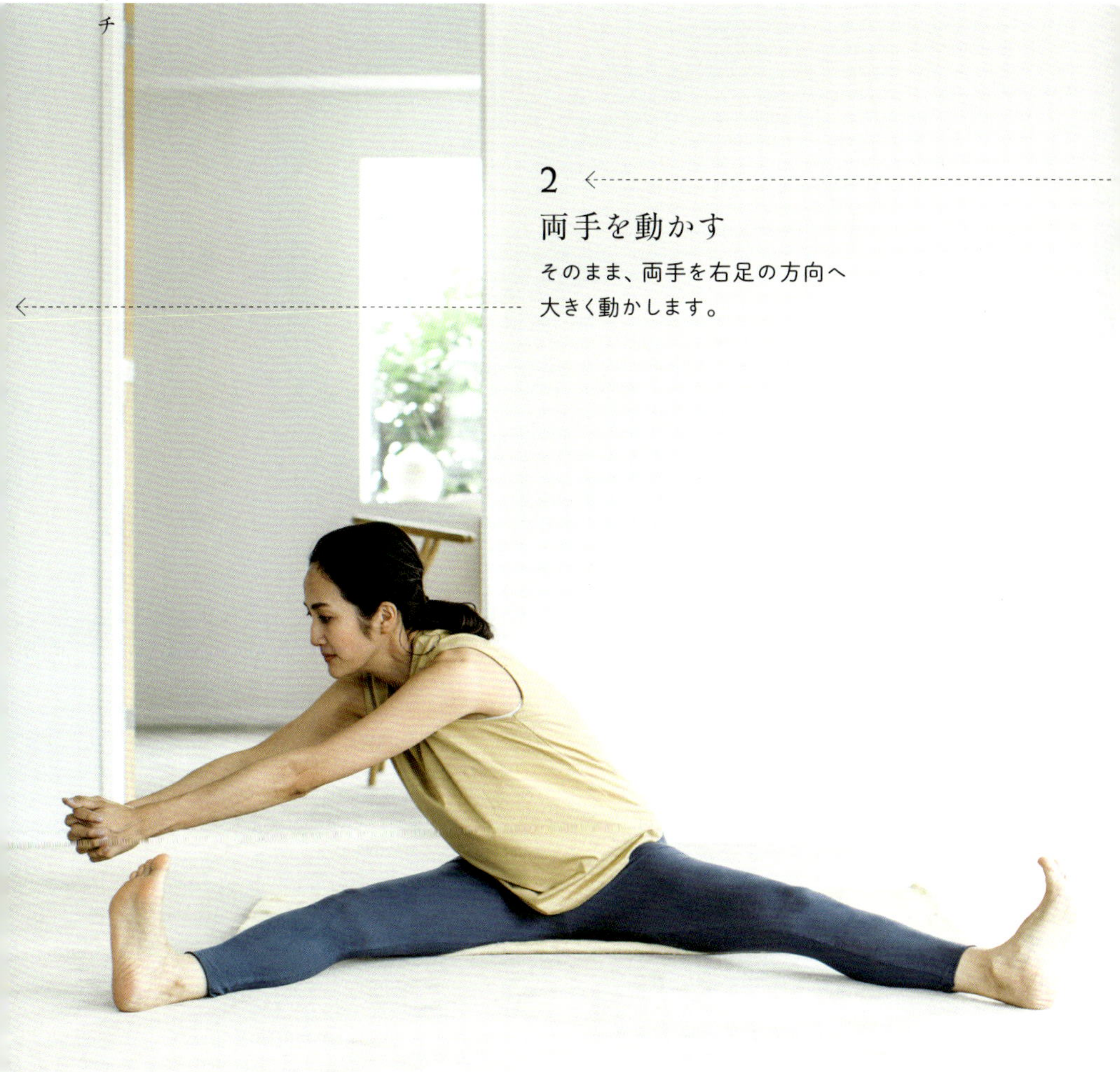

2

両手を動かす

そのまま、両手を右足の方向へ
大きく動かします。

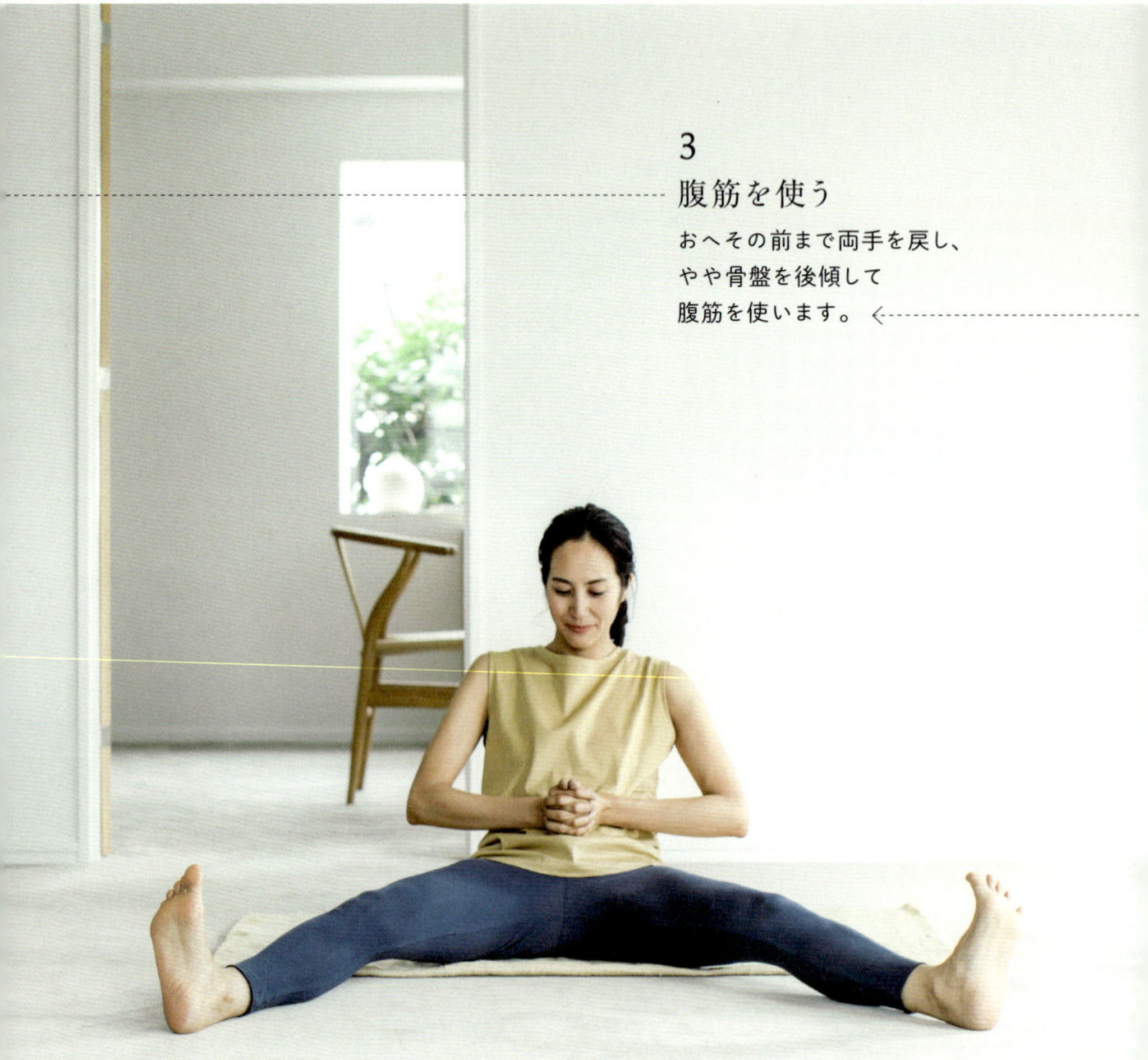

3
腹筋を使う

おへその前まで両手を戻し、
やや骨盤を後傾して
腹筋を使います。

意識するといいポイント

・背中が丸まるようなら、
坐骨の下にクッションなどを敷いて。
・最初は自分のからだを感じながらゆっくり行い、
慣れてきたら少し勢いをつけて動いてみる。
・目線は、ぎゅっと握り合わせた手を追って。

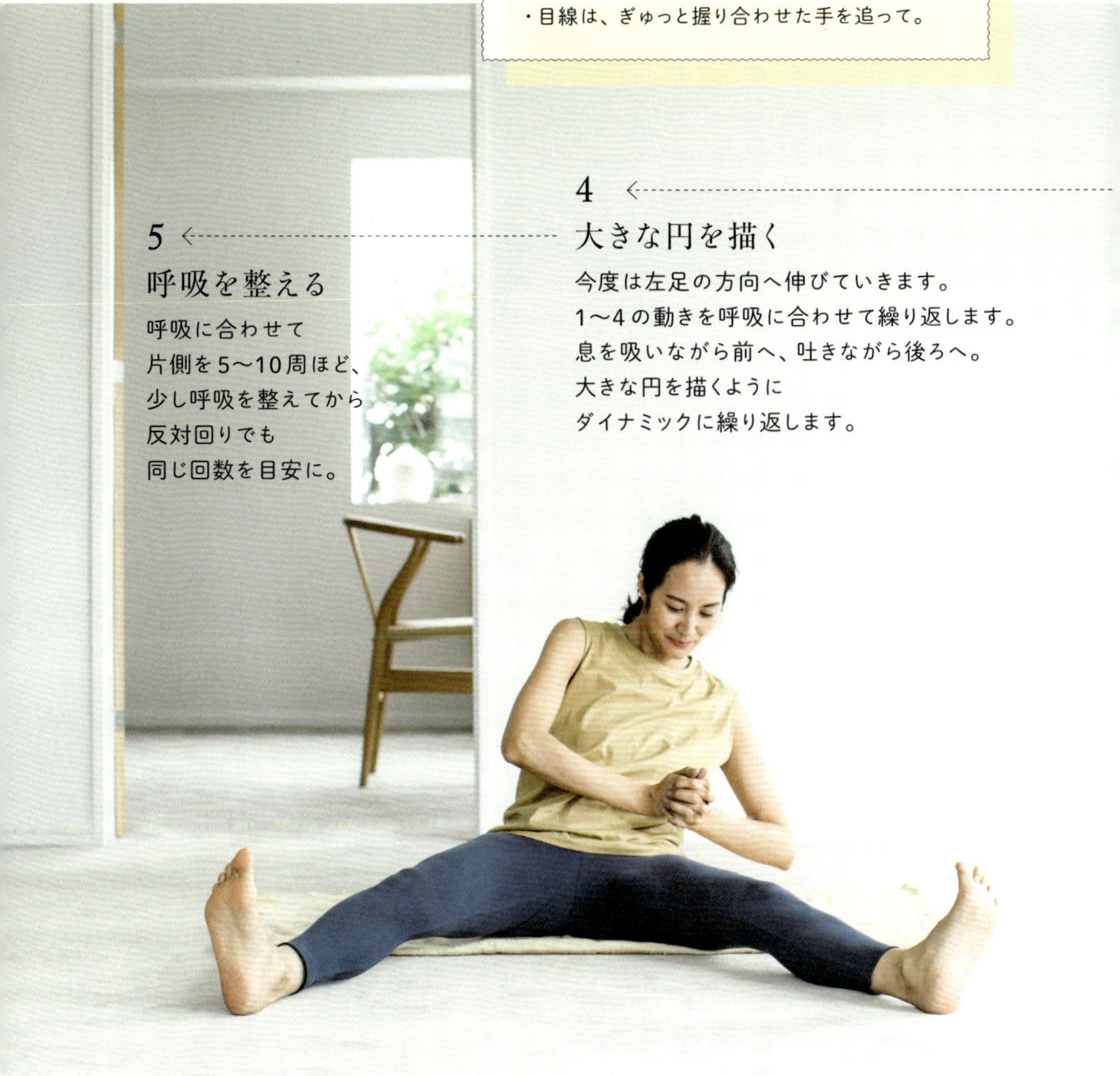

4 大きな円を描く

今度は左足の方向へ伸びていきます。
1〜4の動きを呼吸に合わせて繰り返します。
息を吸いながら前へ、吐きながら後ろへ。
大きな円を描くように
ダイナミックに繰り返します。

5 呼吸を整える

呼吸に合わせて
片側を5〜10周ほど、
少し呼吸を整えてから
反対回りでも
同じ回数を目安に。

からだの中には生体時計が組み込まれていて、それは光や食事、睡眠のリズムによって最適化します。太陽が出ている間は仕事や外出、運動などの活動に適した時間、そしてお月さまが出ている時間は休むこと、くつろぐことで再生・回復するように、本来からだはデザインされているそうなのです*。電気のおかげで、昼夜のリズムや四季の変化を昔ほど気にしなくても、一年じゅうある程度快適な生活ができるようになってきましたが、太陽の時間と月の時間をゆるやかに意識しながら一日を送ることで、心身の調子が楽になるような気がします。

『朝ヨガ』の本でもご紹介しましたが、アーユルヴェーダの考えでは、運動するのに最も適した時間は朝6時〜10時くらいです。起きぬけに生じがちな「ねっとりした重だるさ」に、運動がもっている「動き」と「熱」の要素を加えることで、どっしりとした落ち着きの中にも軽快さが生まれます。運動は心身にたまった消化不良物（毒素）を浄化すると考えられていて、頭の中が考えごとでいっぱいになったり、胃腸への負担がかかりやすい現代人にとって、程よくからだを動かすことは、バランスを保つ助けになります。

生理学的にも、月経後から排卵の時期にかけて増加するエストロゲンは、骨密度を強化・維持するようにはたらくので、普段はストレッチ中心の方も、この時期はやや筋肉を使うような、少し陽を意識して動いてみるとよいのです。

朝の筋トレ！で一日を快適にする

＊2017年のノーベル医学・生理学賞「体内時計の分子生理学的仕組み」で、不規則な生活リズムが体の自律性を乱すことが数々の基礎研究を通じて明らかになりました。https://www.nature.com/articles/s41366-019-0409-x

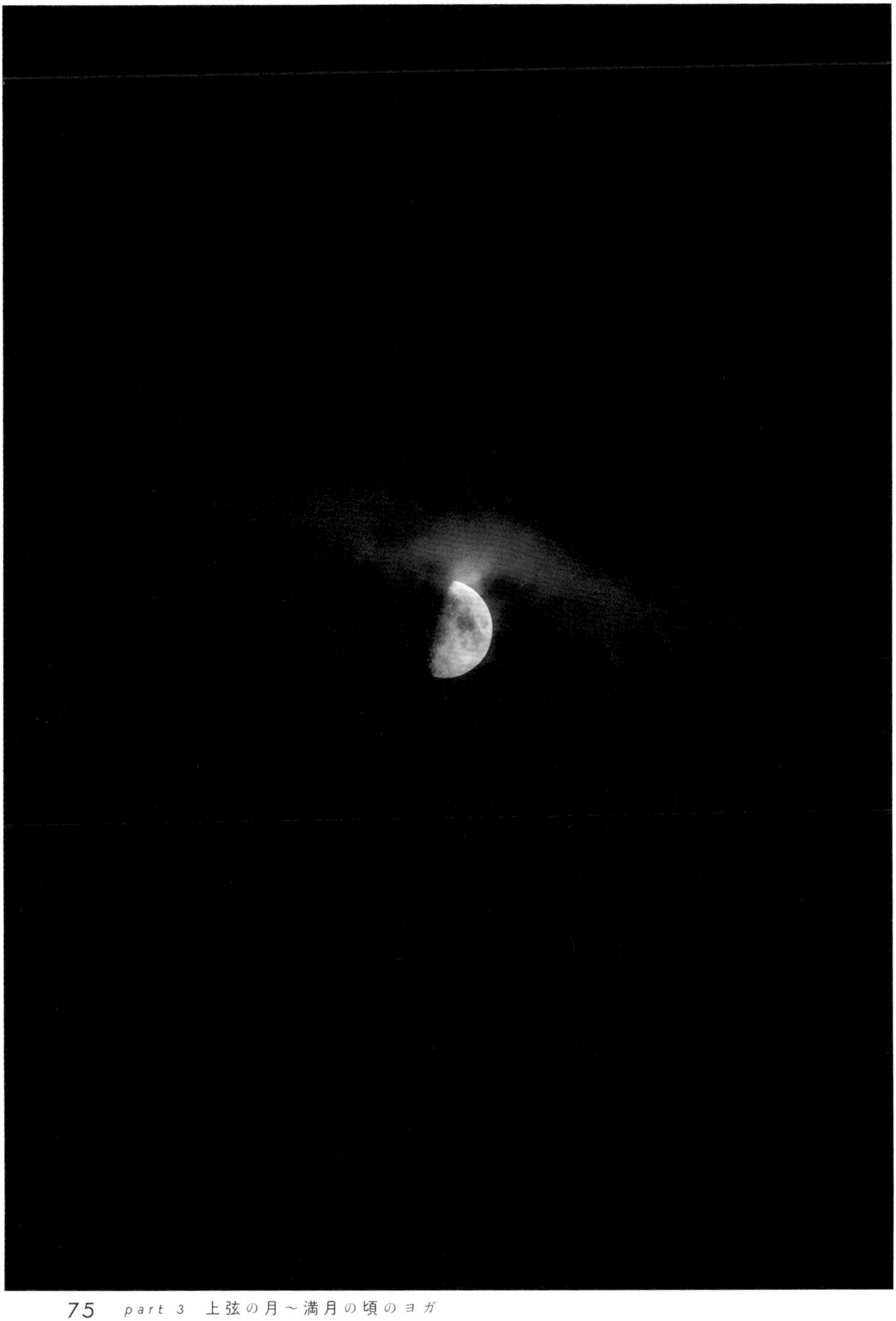

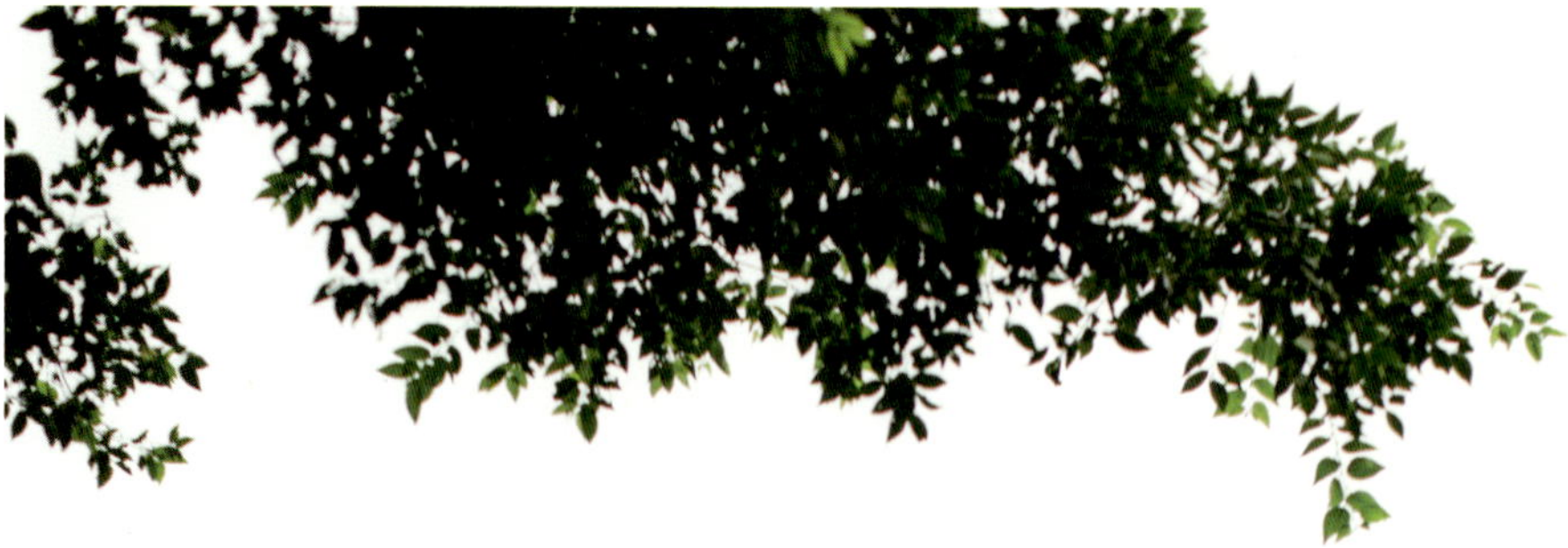

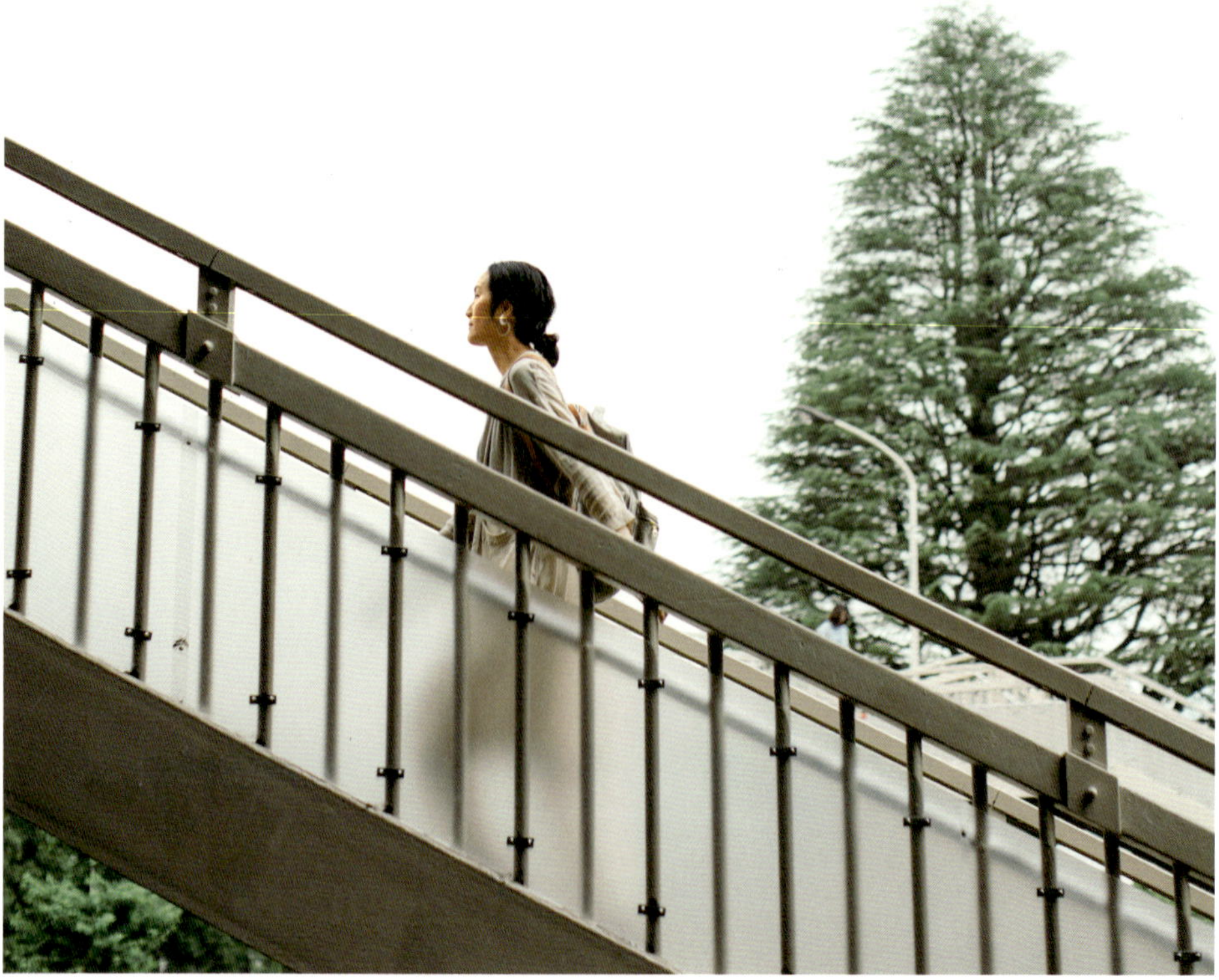

もちろん、疲れ切っているときもあると思います。もう何もしたくないという気持ちも、正直なところわかるのです。運動するためのエネルギーもない状態ですよね。いつでも個々の事情はあるので、そんなときはからだの声を尊重して、実際に休むことが一番です。そして、ある程度しっかり休息をとって栄養も補給して、慢性疲労がやわらいだら、この時期はヨガでなくてもいいので自分に合う好きなやり方で、筋肉や骨に交感神経的な刺激を与えるような、やや陽の運動をするとからだを丈夫に保つことができます。

運動するのに最適なタイミングは「朝食をとる前の空腹の時間」と考えられているのですが、そうは言っても朝はいろいろやることがあると思います。瞑想も、掃除も、洗濯も、インスタ映えする朝食も、勉強も、朝からできたら素敵です。しかし、現実の生活では、自分一人の願いを中心に物事が運ばないこともあるでしょう。そんなときこそあきらめず、今の自分に合ったやり方を地味に探しましょう。パジャマから着替えるタイミングでスクワットをしたり、洗濯物を干しながら背伸びしてみたり。駅までの歩く道、自転車をこぐ道を運動とカウントして、深い呼吸や使っている筋肉を意識します。歩きやすい靴で、全力疾走と、足早に歩くことを交互にやってみましょう。階段を前にしたら、頭頂を引き上げ、骨盤底筋を意識しながら上ることも立派なエクササイズになります。

tips 2

五感が喜ぶもので肌を整える

スキンケアにもいろいろな選択肢がありますが、手にとったとき、匂いを嗅いだときに五感が喜ぶような、自然界からの恵みをダイレクトに感じられるものは、肌だけでなく心の疲れも癒してくれるような気がします。

月経周期の中でも、生理が終わってから排卵にかけてのこの時期は、エストロゲンの作用で比較的肌のコラーゲンや水分量が安定しています。肌荒れも比較的起こりにくいので、新しいスキンケアを試すのに向いている時期だとか。

市販のものも便利ですが、キッチンにもスキンケアに使えるものがたくさんあります。無糖ヨーグルトは、軽めのメイクをしている人ならクレンジングミルクとして使えますし、はちみつを加えると保湿効果の高いパックになります。ギー*を目のまわりにアイクリームとして使うと小じわを防ぎ、目の下のクマを軽減するとか。このギーは寝る前におでこに塗ると、乳製品特有の甘い香りとともに安眠を誘います。

そのときごとにマイブームはあるのですが、γ《ガンマ》-リノレン酸が豊富で保湿効果の高いボラージオイルや、ＳＰＦ値が高く抗酸化作用に富んだラズベリーシード油など、趣味の個人輸入をしては、酸化しないよう冷蔵庫に保存して美容液のように使っています。肌と腸、そして心の状態は相関関係が深いもの。普段の食事や睡眠も含めて、ほどほどに大切にしたいと思っています。

＊ギー…無塩バターを加熱処理したもの（→22ページ）。

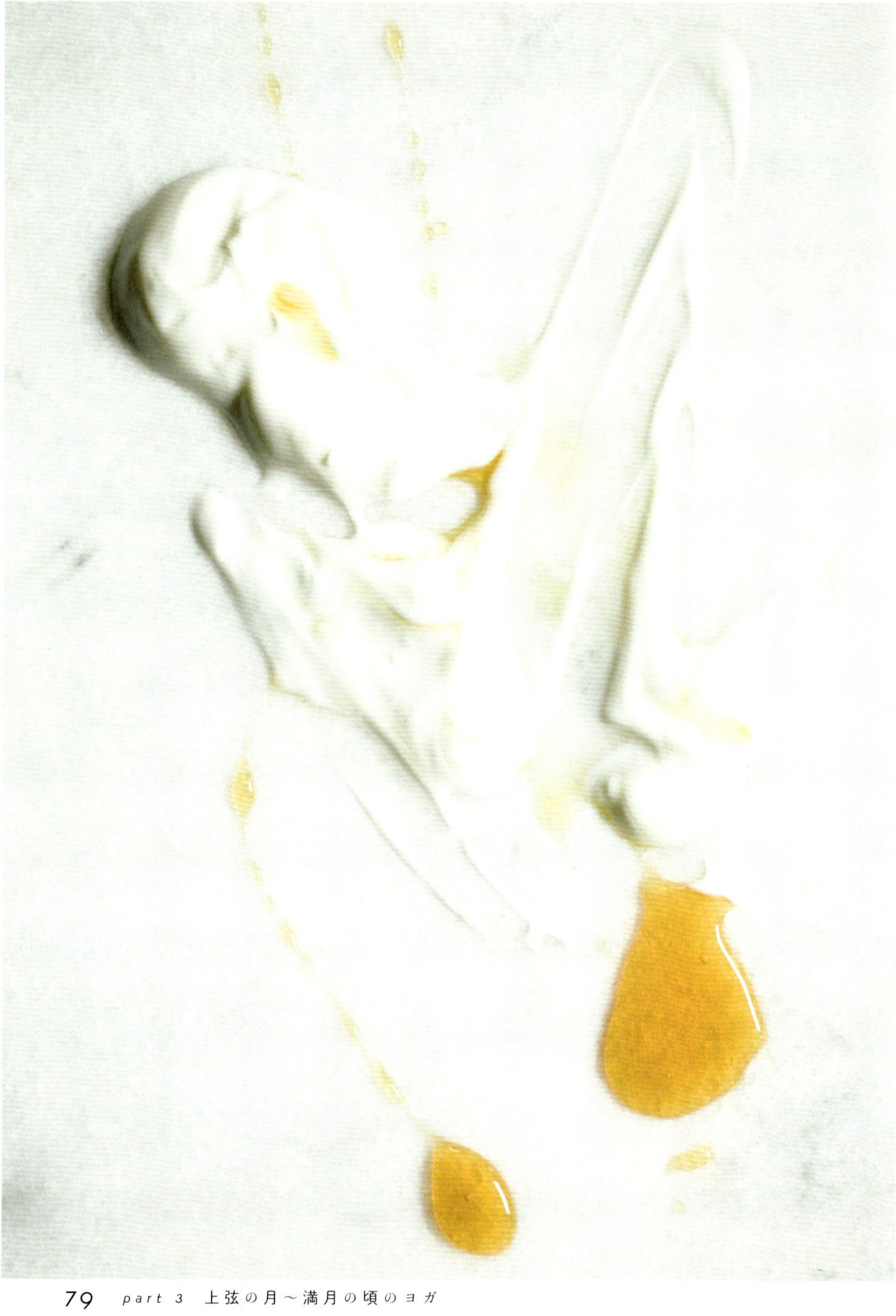

column 2

魅力的な魔女――女性のライフサイクル

川の水が上流から下流へと流れ続けていくように、女性のライフサイクルにも、誕生から始まり死へと向かう流れがあります。

生まれたとき、私たちは大地と水のエレメントを豊富にもっています。「若い女性・乙女」は、季節でいうと「春」のエネルギー。湧き立つような生命エネルギーの輝きに恵まれ、元気はつらつとしています。

しかし、このみずみずしさは神さまからの期間限定のギフト。この時期に、からだの健全な成長を妨げるダイエットや、長い目で見て有害なことに注力しすぎずに、まあまあ健全な食生活、生活習慣、人間関係の結び方などを学ぶことで、将来への土台を築けるとよいのです。

いわゆる「働くこと・子どもを産むことができる」年代は、火のエレメントが活性化する「夏」の季節です。出産や育児を頑張ったり、キャリアや専門性を高めたりすることなどの社会的な役割に命を燃やす人が多いでしょう。前半はある程度体力があるので無茶も利きますが、それでも子宮を潰すほど働きすぎないでください。世間のスピードに応えすぎずに、自分のペースも大切にしましょう。

更年期以降は、風と空のエレメントが優位になる「シニア・魔女」の年代です。季節は「秋」。これまで蒔いてきた種を刈り取っていきます。

肉体的な力は減ってくる人も多いのですが、色とりどりの体験をしてきたことで精神が成長しています。人間性や自然界の法則への理解も深まり、社会的な役割からも解放されて、より自由な魂として生きています。

魅力的なおばあちゃんに成長することを楽しみに、今日の自分ができる前向きな選択を大切にしたいものです。

part 4

満月～
下弦の月の頃のヨガ

バランス・黄体期前半は余裕をつくる

排卵の後から高温期が始まり、このムーンサイクルの後半は、からだにとっては、ひょっとしたら妊娠しているかもしれないというクルーシャルで大切な時期です。受精後細胞分裂が始まり、受精卵が着床するかもしれない妊娠の超初期のもっともデリケートなときでもあるのです。頭ではそう考えていなくても、子宮や卵巣、ホルモンのレベルでは妊娠するかもしれないと準備していますので、体調にも影響が及びます。交感神経が活性化し、水分や養分をためこみ、無意識のレベルで、新しい命を守るために「防御する」「警戒する」心的モードが高まります。

ヨガの練習では、気持ちのいいと思えるポーズを一つていねいにとることで、イライラする気分がやわらいだり、心に余裕が生まれます。負の感情に引っ張られず、気持ちを切り替える効果があると思います。緊張してかたくなった部分をゆっくりほぐすストレッチや、副交感神経を優位にする腹式呼吸の練習で、後半の周期に向けて、からだや心のエッジをやわらげましょう。自分にとってちょうどいい負荷をかけること、呼吸を深めることがポイントです。

股関節や背骨をゆっくりストレッチ

一つのポーズをゆっくり味わいます。吸う息を深くして、
吐く息で引き上げるようなイメージで行ってみましょう。

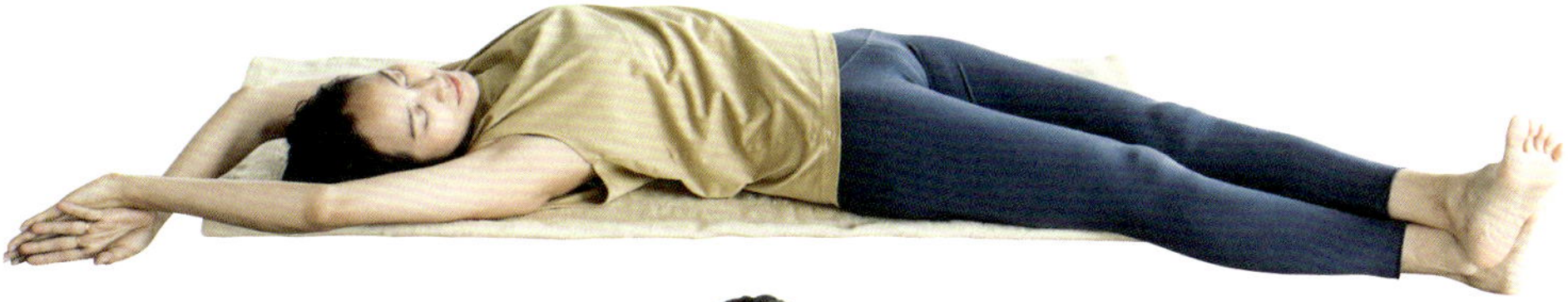

バナナのポーズ
…P.86

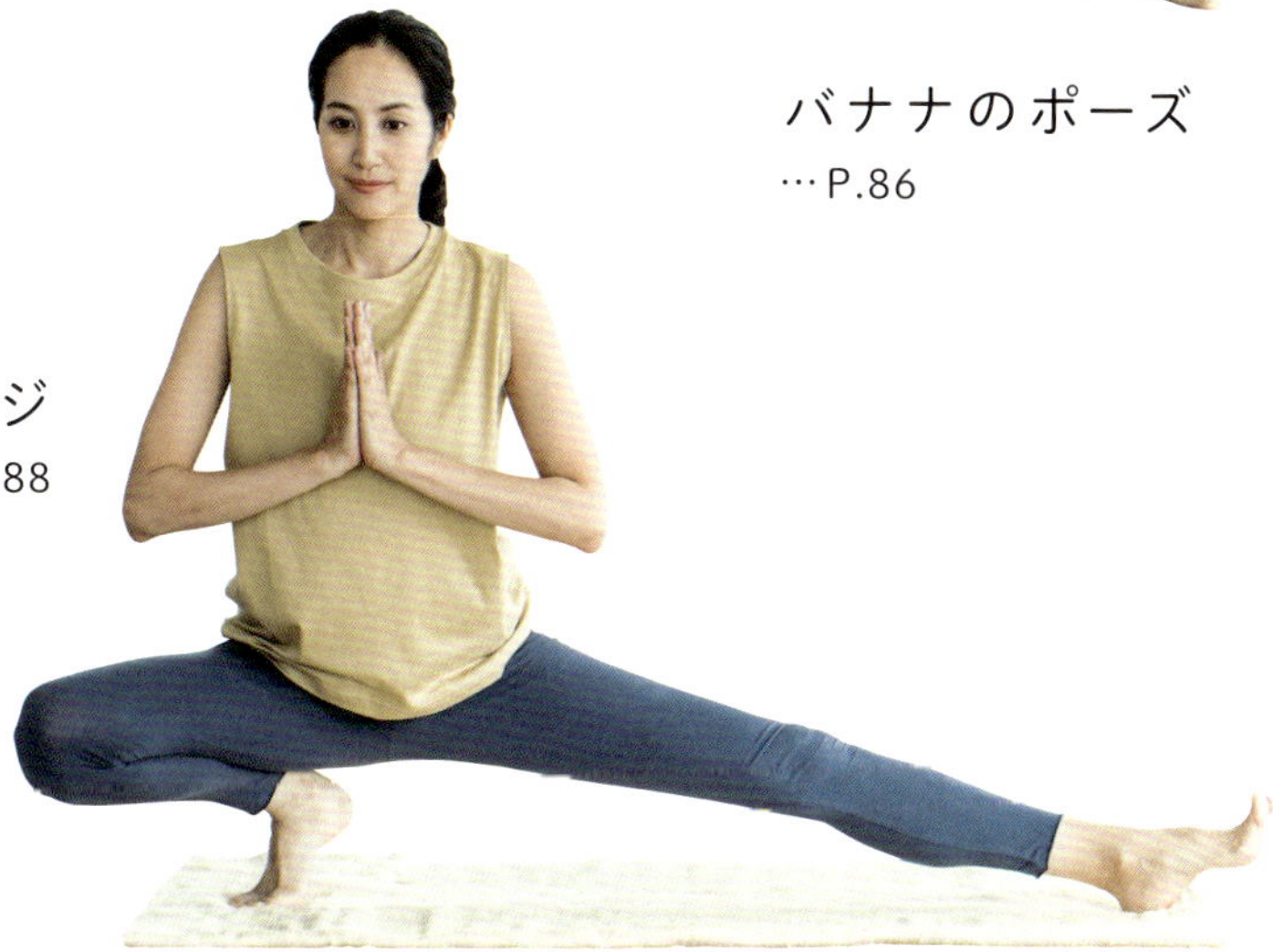

サイドランジ
…P.88

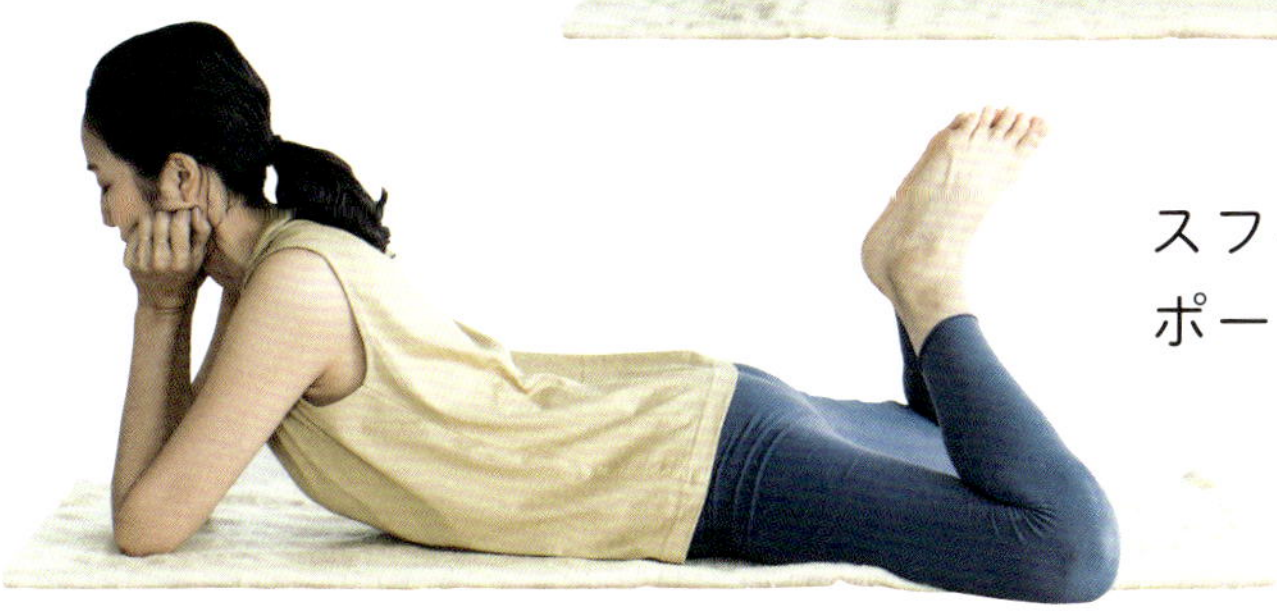

スフィンクスのポーズ…P.90

バランス・黄体期前半の
アーユルヴェーダの
エネルギー
ピッタ［火］

排卵後の黄体期前半は、みずみずしく安定したカファのエネルギーが減少し、代わりにピッタという火のエネルギーが優勢になります。ピッタは熱い、鋭い、ぎらぎらした、軽い性質があります。排卵がある人は、からだが温かくなる高温期に入ります。

エストロゲンが低下し、代わりに妊娠を維持するプロゲステロンが増加するといったように、ホルモンバランスが急激に変化する時期です。

ムーンサイクルの中では健康度が高い時期ですから、将来役に立つようなからだの使い方をしたり、何かにチャレンジしたりしても、ネガティブな状況からは守ってくれます。ただ、慢性疲労の人や自律神経が乱れている人がこの時期に猪突猛進するように活動過多になると、この後の月経前にかけて体調が悪くなることがあるので、体調がいまいちな人は、この時期も適度な養生を心がけましょう。ベビ待ちさんや気分が下向きになる人は、無理に頑張らず、適度な気晴らし、自分へのご褒美時間をつくることなどを試してみてください。

三つの性質（ドーシャ）

Vata
（ヴァータ）
風 ＋ 空

Pitta
（ピッタ）
火 ＋ 水

Kapha
（カファ）
水 ＋ 地

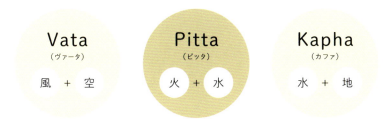

ピッタ体質の人は、中肉中背、目力がある、若白髪になりやすい、肌が炎症を起こしやすい、下痢しやすい、集中力がある、意志の力が強い、正義感があるといった特徴があります。

アーユルヴェーダ的なこの時期の過ごし方

- やってみたかったことにチャレンジする
- 早めに浄化する
- 表現、創造、発信する
- 会いたい人に会う
- 直感に耳を傾け無理はしない

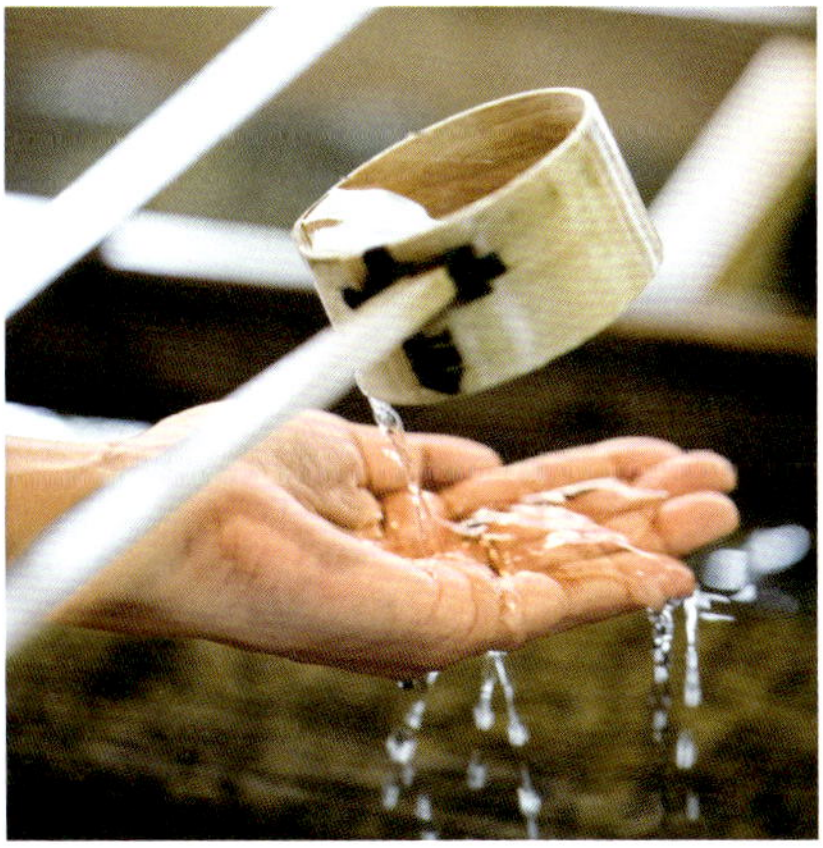

バランス・黄体期前半　pose1

バナナのポーズ

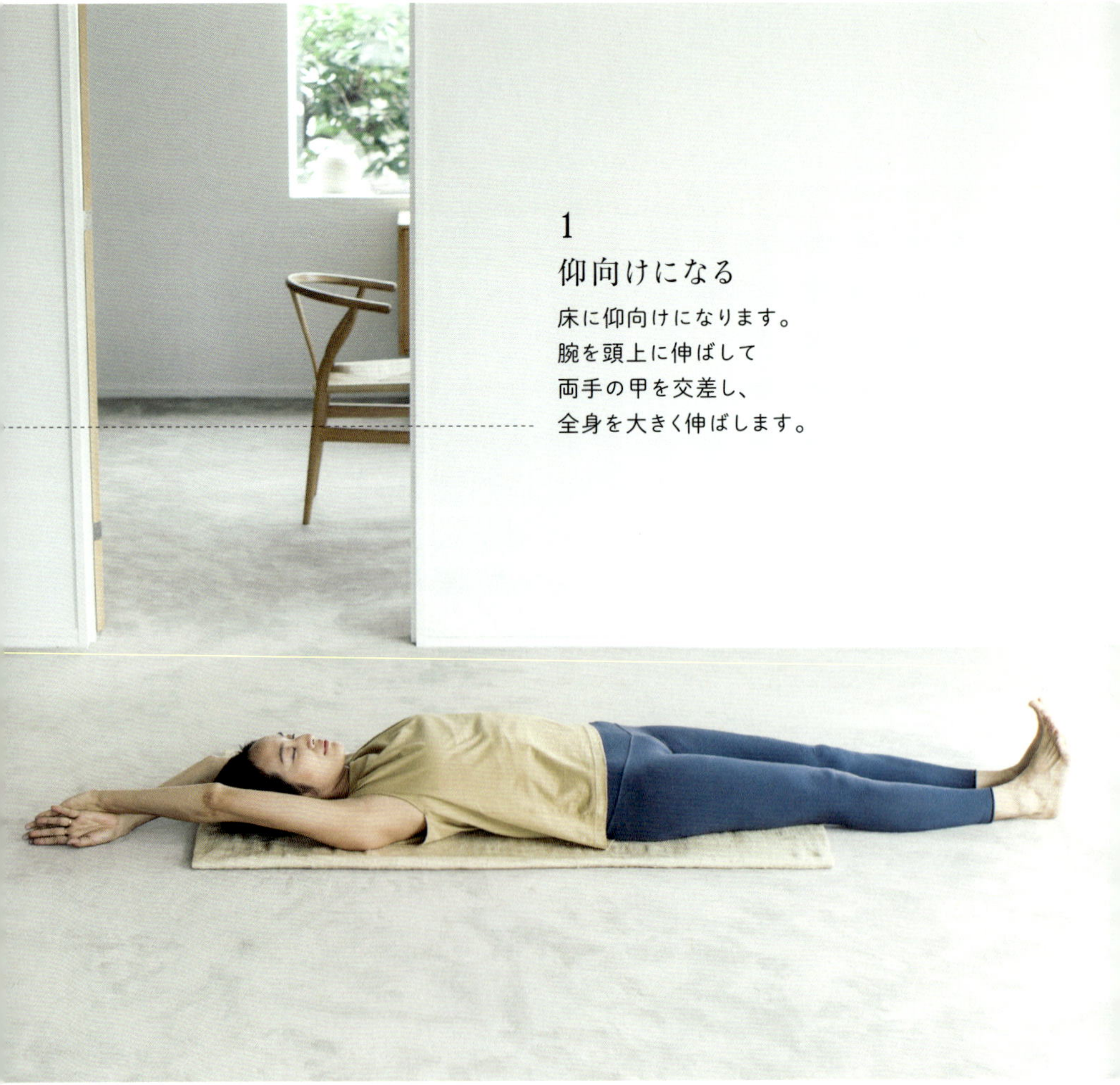

1

仰向けになる

床に仰向けになります。
腕を頭上に伸ばして
両手の甲を交差し、
全身を大きく伸ばします。

・姿勢の改善
・呼吸を深める
・気分調節
・リフレッシュ
・体側のストレッチ

意識するといいポイント

- わき腹のストレッチ。
- 呼吸とともに肋骨が動く様子を感じる。
- バナナの形を真似る。
- 顔の向きを上、左右に向けて好みの位置を探す。

右のわき腹が潰れるくらいまで（苦しくなるくらいまで）「くの字」にならなくても大丈夫。

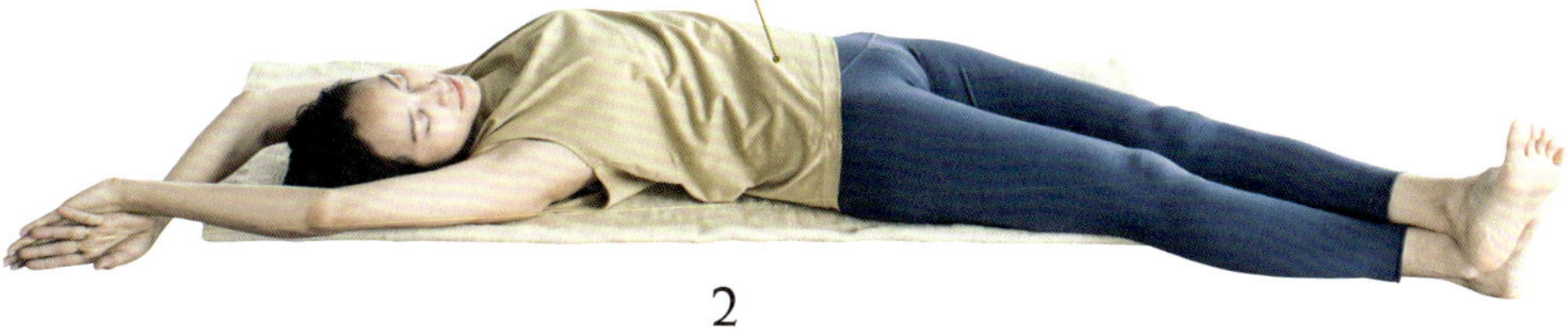

2
体側を伸ばす

両足を右に動かし、左足を持ち上げて
右足首の外側にからめます。続いて、
腕→頭→肩を右へ動かして左体側を伸ばします。
体側の伸びを感じながら、
ゆったりとした呼吸とともに好きなだけキープ。

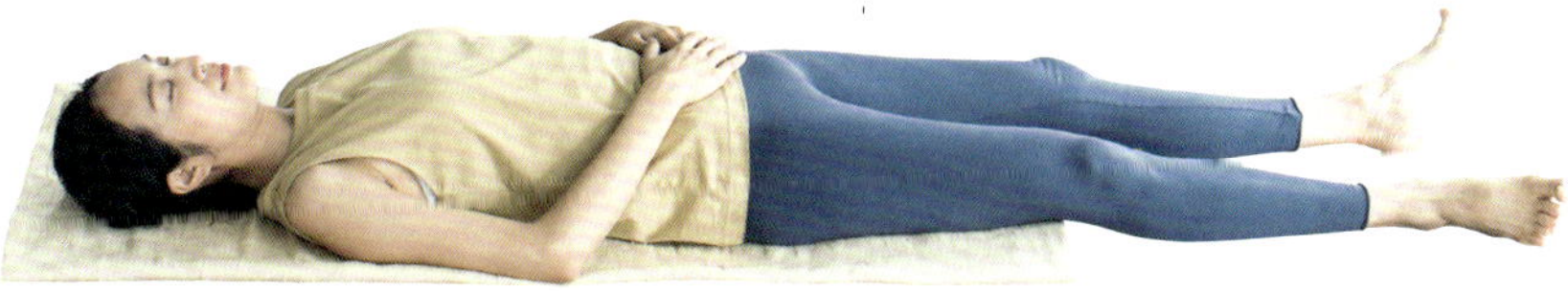

3
休む

真ん中に戻って、余韻を味わいながら
静かに休みます。 反対側も同じように行います。

バランス・黄体期前半　pose2

サイドランジ

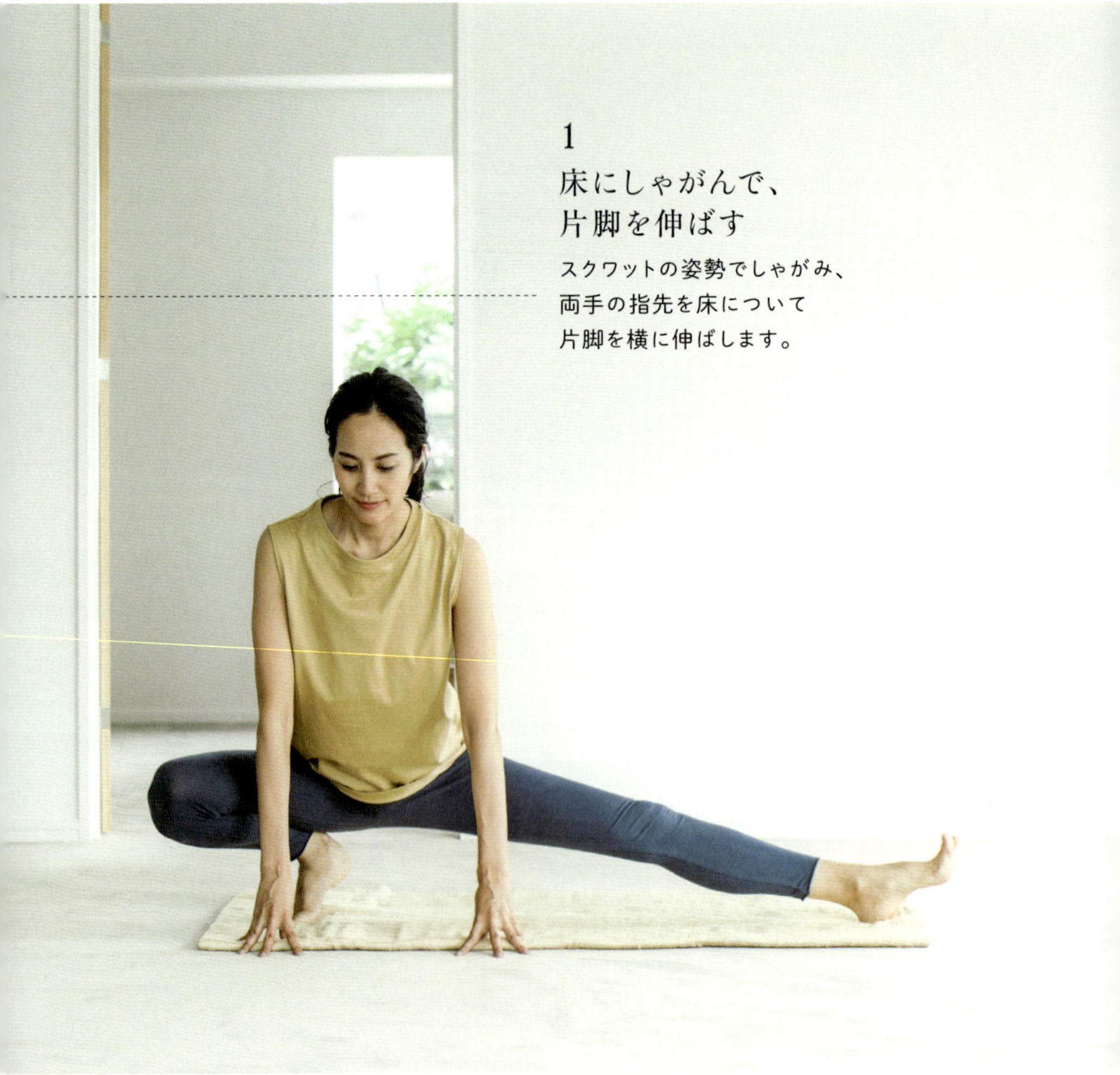

1
床にしゃがんで、
片脚を伸ばす

スクワットの姿勢でしゃがみ、
両手の指先を床について
片脚を横に伸ばします。

pose

・股関節を開く
・骨盤域のめぐり
・バランス
・美脚

意識するといいポイント

- 尾てい骨を下へ、頭頂を上へ。
- 伸びている部分と力強く支えている部分のバランス。
- 吸う息を深く、吐く息で骨盤底筋を引き上げる。
- バランスがとりづらければ、椅子などにつかまって。

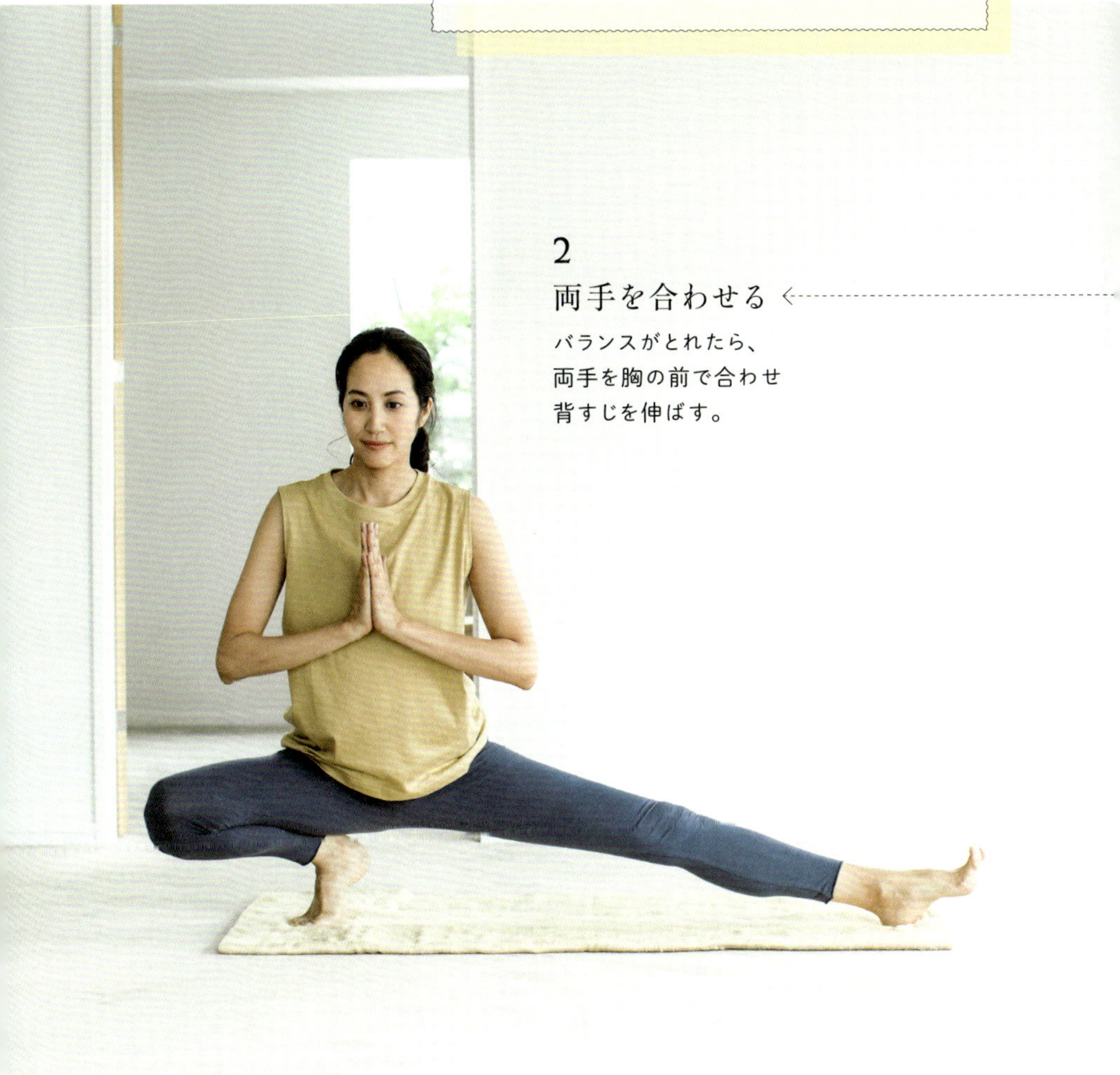

2
両手を合わせる

バランスがとれたら、
両手を胸の前で合わせ
背すじを伸ばす。

バランス・黄体期前半　pose3

スフィンクスのポーズ

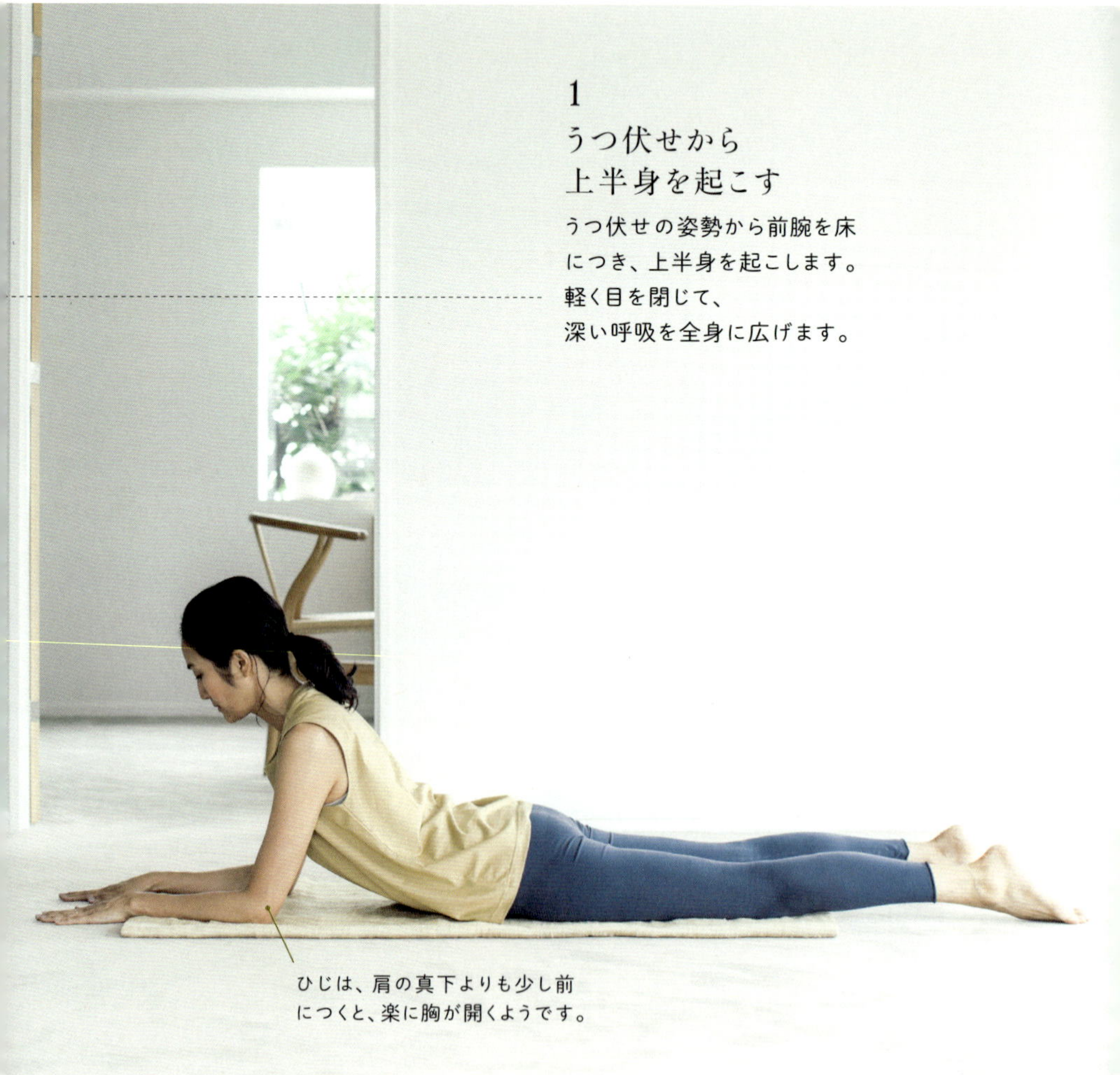

1
うつ伏せから
上半身を起こす

うつ伏せの姿勢から前腕を床
につき、上半身を起こします。
軽く目を閉じて、
深い呼吸を全身に広げます。

ひじは、肩の真下よりも少し前
につくと、楽に胸が開くようです。

・姿勢を整える
・背骨の長さを引き出す
・ゆるやかな後屈
・神経系の興奮を抑制

意識するといいポイント

・自分にとって、ちょうどよい負荷を探る。
・腹部の心地よいストレッチ。
・吸う息でゆるめる。
　吐く息で骨盤底筋と腹横筋を収縮する。

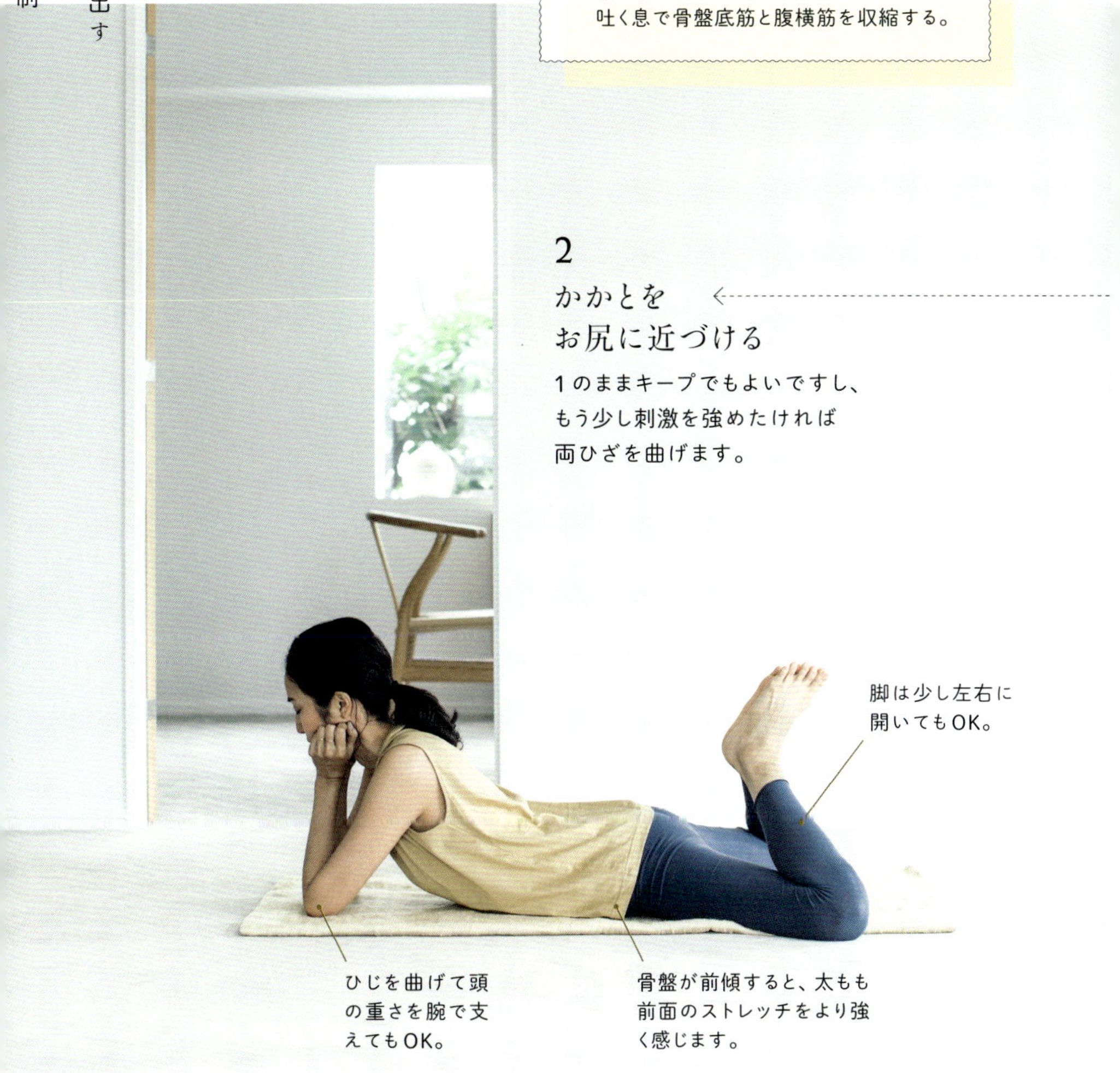

2
かかとを
お尻に近づける

1のままキープでもよいですし、
もう少し刺激を強めたければ
両ひざを曲げます。

脚は少し左右に
開いてもOK。

ひじを曲げて頭
の重さを腕で支
えてもOK。

骨盤が前傾すると、太もも
前面のストレッチをより強
く感じます。

満月の瞑想

満月の頃は、自分が育んできたものやすでに
もっているものに感謝したり、収穫を楽しんだりする時期。
それに対する気づきを深めるような瞑想がすすめられます。

月の外側が明るく、全体が輝く満月の頃は、自分自身の外側にある輝きを認識する時期です。月が満ちていく中で、これまで育んできたものやすでに与えられている恵みに感謝する、それに対する気づきを深めるような瞑想をします。受け取っている豊かさや人間関係を深く味わいましょう。

ポーズをとった後、寝る前のほんのひととき、落ち着いたモードに切り替えてやってみてください。プラーナ（生命エネルギー）が高まる時期なので、月光浴で陰のエネルギーを呼び込んだり、夏は夕涼みをしながら月を見に出かけたりするのもいいでしょう。

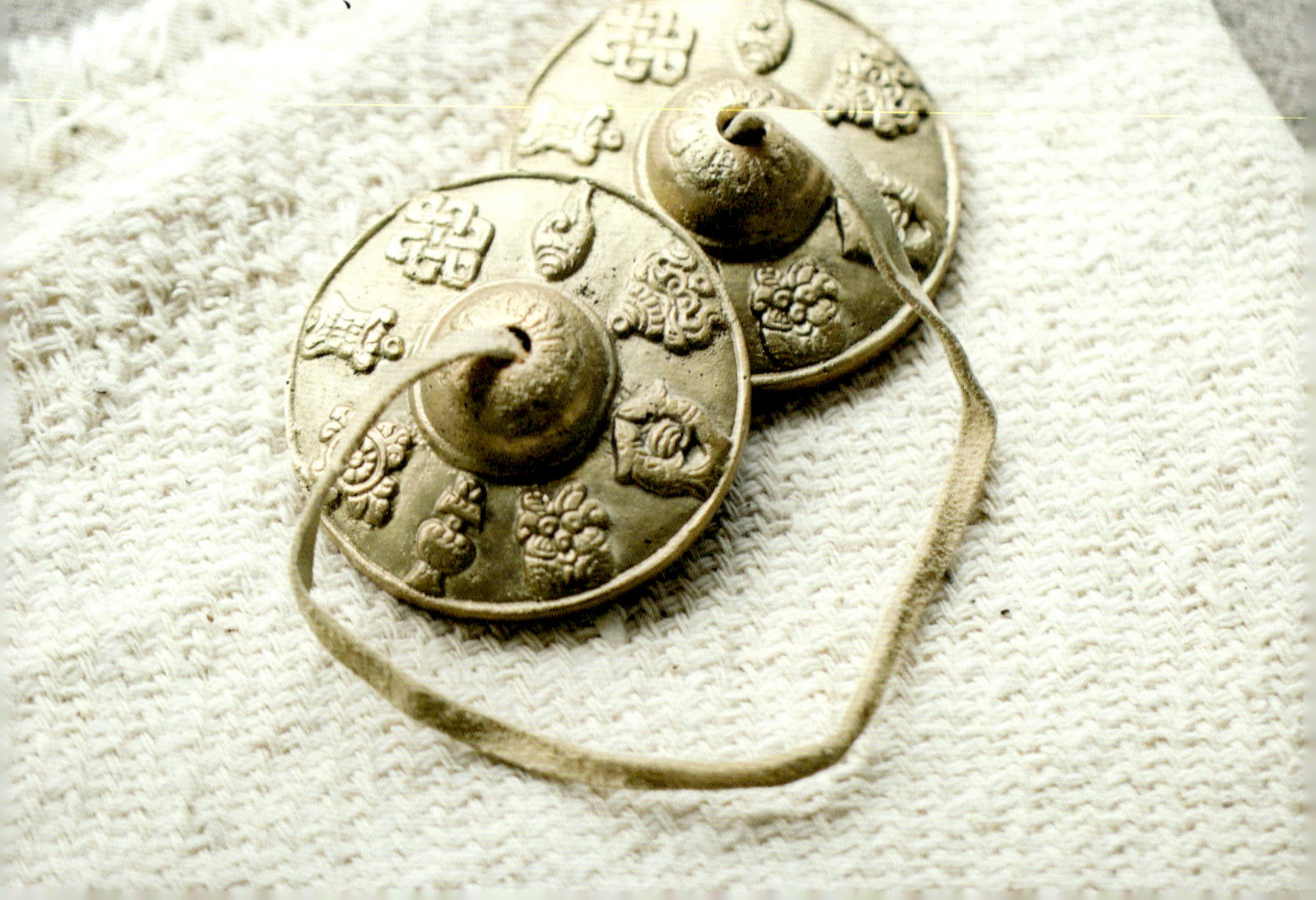

楽な姿勢で座ってください。
無意識に力が入りやすい目のあたり、
あごの噛み合わせをゆるめましょう。

無理のない範囲で姿勢を整えたら
自然な呼吸とともに
「今・ここ」で起きているからだの感覚につながります。

吸う息を　気持ちよく　満たし
吐く息を　楽に　出してみましょう

吸う息が満ちていくことを急がせず
吐く息を無理に長くしなくてもいいのです。
回数をたくさんこなす必要もありません。

必要なだけ、のんびりと時間をかけて大丈夫です。
もう何回か、普段よりゆったりとした呼吸を味わってみましょう。

ここから、自分が感謝していることを思ってください*。
ありがたいなぁ、と感じることであれば何でもいいです。
普段、当たり前すぎてなかなか意識しないことも含めて
受け取っているギフトをあげてみてください。
「ありがとう」と心の中で唱えてみても
いいかもしれません。

ちょうどいいところで区切りをつけたら、
今、からだの中にある感覚を味わいます。

そこから、きれいな満月を思い浮かべて、
そのエネルギーにつながりましょう。
月光浴をしているような気分で
白銀色の光が細胞をみずみずしくマリネしていくがままにまかせ、
かけがえのない自分自身をまず満たします。

「私に幸せを祈ります」
と、心の中で唱えてみてください。

次に、大切な人を思ってください。
その人の幸せを願ってみましょう。

「あなたに幸せを祈ります」

最後に、もしできるようだったら
苦手な人のことを思い、その人の幸せを願ってみましょう。

「あなたに幸せを祈ります」

少しの間、このままの状態に留まり内側の感覚を味わいます。

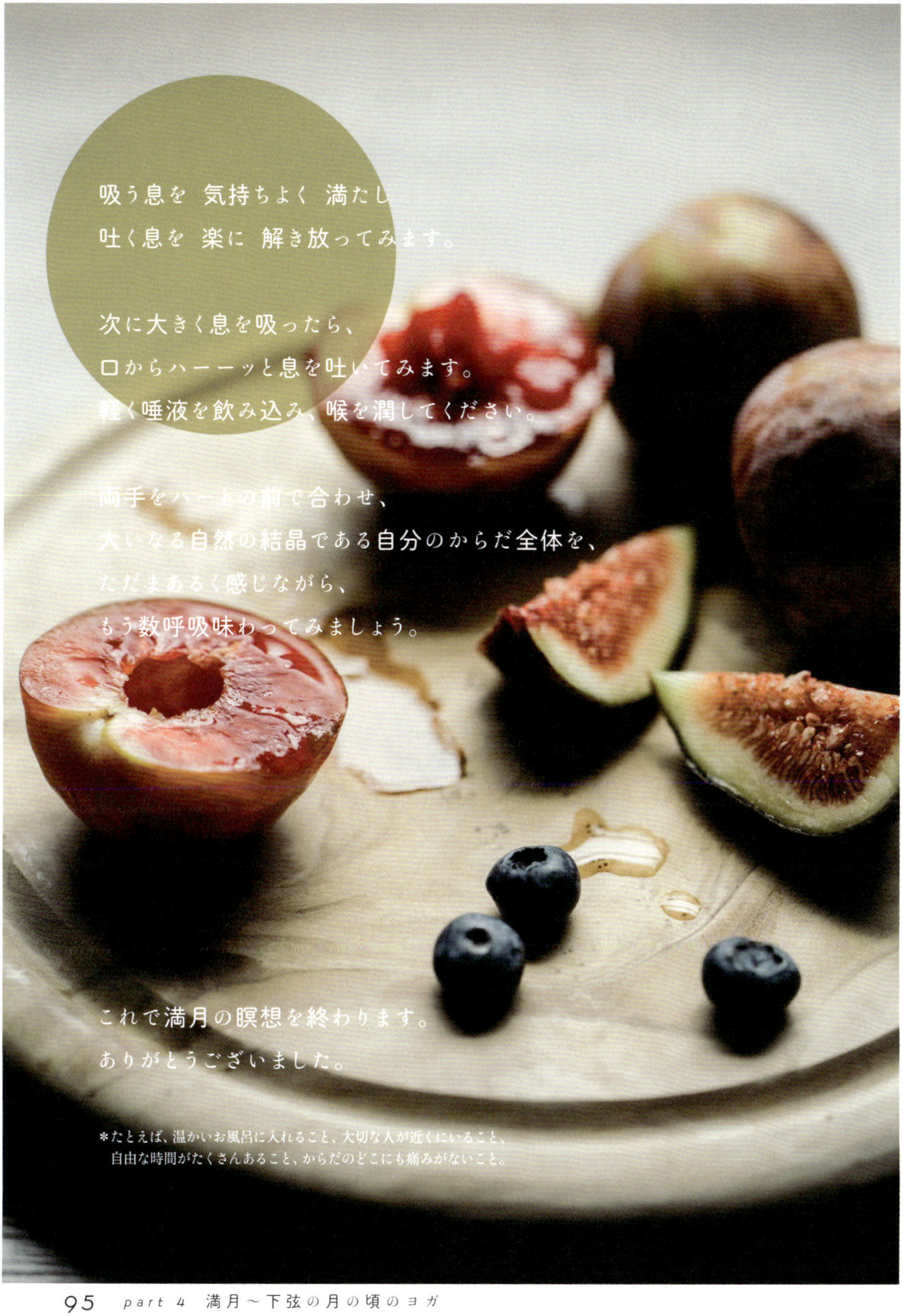

吸う息を　気持ちよく　満たし
吐く息を　楽に　解き放ってみます。

次に大きく息を吸ったら、
口からハーーッと息を吐いてみます。
軽く唾液を飲み込み、喉を潤してください。

両手をハートの前で合わせ、
大いなる自然の結晶である自分のからだ全体を、
ただまあるく感じながら、
もう数呼吸味わってみましょう。

これで満月の瞑想を終わります。
ありがとうございました。

＊たとえば、温かいお風呂に入れること、大切な人が近くにいること、
自由な時間がたくさんあること、からだのどこにも痛みがないこと。

tips 1

会いたい人に会いに、行きたい場所に出かける

からだの声に耳を澄ませること、無理をしないことはどの月の相《そう》でも大切にしたいこと。かといって健康を大切にしすぎて人生を豊かにするような経験を見逃してしまうのも、もったいない気がします。基本的なルーティンは大切にしながら、比較的体調が安定している時期は、行きたかった場所に足を運んでみたり、会いたい人に会いに行ったり、外での関係性を耕すことにも向いています。

女性はストレス下にあるとき「思いやりと絆（tend-and-befriend）」反応をとることで、それを解消するというＵＣＬＡで行われた研究があります。それまでは同様の研究のほとんどが、周期的な変動の少ない男性を被験者に設定して性差が考慮されていなかったため、ストレスを与えたときに、攻撃的になったり(fight)、一人部屋にこもったり(flight)する闘争逃走反応(fight-or-flight)という反応が認識されていました。しかしTaylor博士らの研究によると、女性は自分より小さいもの、たとえば子どもやペットの世話をしたり(tend)、他の女性とお茶を飲みながらおしゃべりする方法(befriend)でもストレスから回復するということがわかったのです[*1]。

ハーバード大学の看護師を対象にした長期にわたる大規模研究でも、近しい友人がいることは人生の幸福度や寿命の長さに直結することが結論づけられました。パートナーとの死別や離婚、流産、心的外傷などの一般的な精神的な影響が心配されるような出来事を体験したときも、豊かな友人関係をもちサポートを受けた

＊1 Taylor, S. E., Klein, L.C., Lewis, B. P., Gruenewald, T. L., Gurung, R. A. R., & Updegraff, J. A. Behaviorial Responses to Stress: Tend and Befriend, Not Fight or Flight" Psychol Rev, 107(3):41-429.

女性は、回復が早かったというエビデンスがあるそうです。

　私にとっては、定期的に友人と会うことは、それ自体が自分の調子を測るバロメーターになっている気がします。とはいえ、やりたいこと、やらなくてはいけないことは無数にあり、みんなの予定を合わせるのもひと苦労。私の潜在意識には「母親は、自分のやりたいことを我慢して家族に尽くすもの」という昭和的な呪いもまだ残っているようで、意識しないと一年に一度も会えないまま時が流れていく友人もいます。もちろん、いろいろな事情がありますから、そうせざるを得ないこともあるのですが、心の中を素直に打ち明けられる友人、ファーストネームで呼び合える友人とねぎらい合う関係はかけがえのない宝ですし、人間関係も植物と同じで、定期的に水をあげたりお日さまに当てないと、干からびて枯れてしまうような気がするのです。

　とくに女性は、家庭でも仕事でも、他の人を思いやったりケア的な役割を担うことも多いので、中年以降はしばしば燃え尽き症候群に悩まされがちです。責任感のあるやさしい人こそ「イエス」だけでなく「ノー」と言うことを練習し、バランスに注意することで、自分の中の資源が枯渇しないことにつながります。互いに見守り合い、思いやるアクティブな友人が存在することは自分を中心にした小規模のサポートネットワーク、文化圏を育むということにもつながるのです[*2]。

＊2 "Trauma Stewardship : An Everyday Guide to Caring for Self While Caring for Others" by Van Dernoot Lipsky,

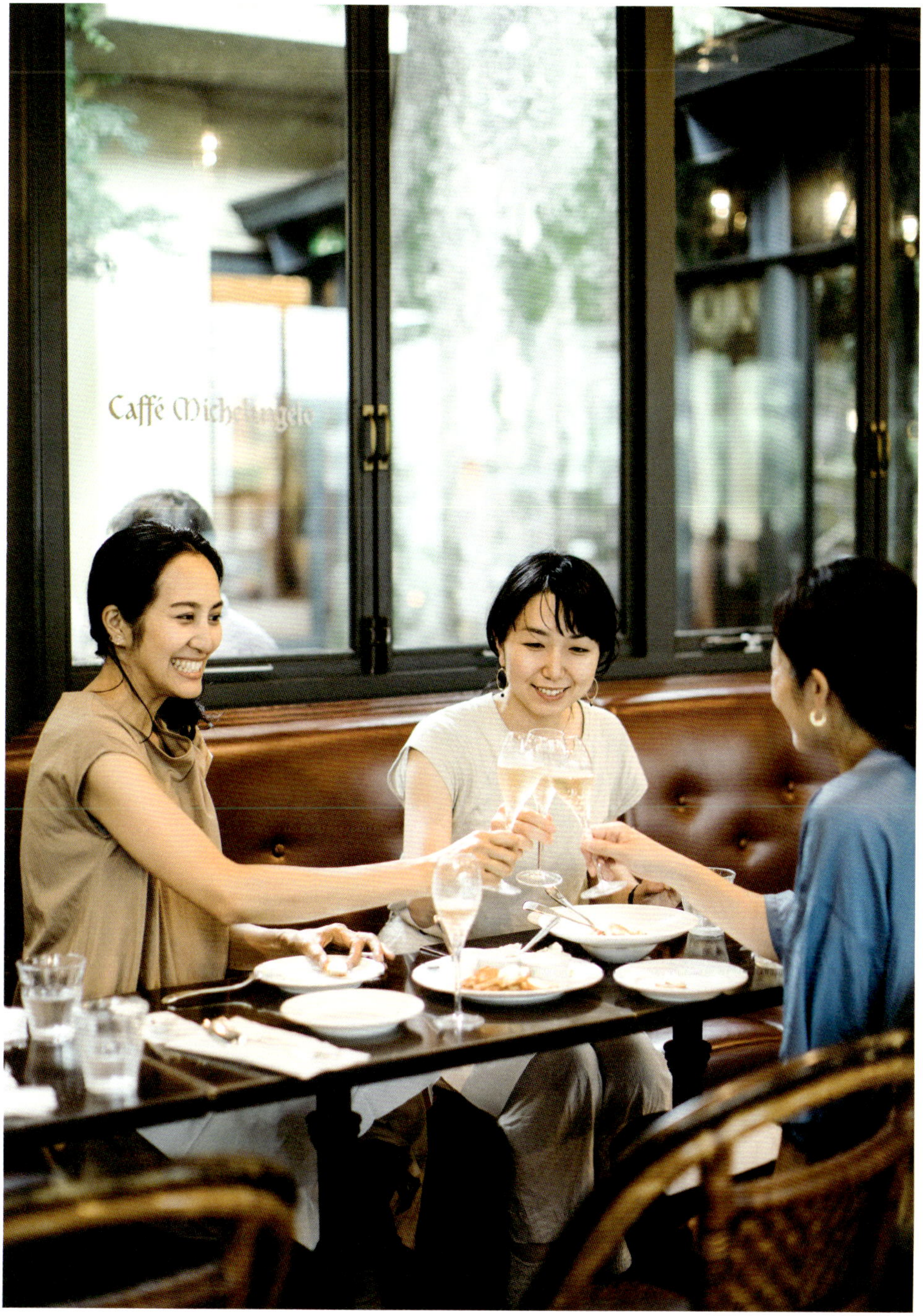
Caffé Michelangelo

tips 2

早めにエネルギーの淀みをクリーニング

二日酔いが、飲みすぎた次の日にやってくるように、現在自分が体験していることは、それ以前の行為の結果である場合もありますから、*ＰＭＳが強く出ている方は月経直前の、さらに一歩手前のこの時期から、疲れをためすぎないように、こまめに厄払いすることを心がけてみるのはいかがでしょうか。

深い呼吸とともに、自分への思いやりを携えてヨガを練習することも、それ自体がエネルギーの淀みや滞りを解放するクリーニングです。その他にも外側にある神聖さの表れとして、神社や公園、森や海などの、心が洗われるようなところで無心に過ごすこと、祈ることもバランスをとる助けになる気がします。

出かけなくても、自宅の中に聖なるスペース、祭壇をつくって、自分にとってのインスピレーション（花、水晶、羽根、イメージなど）を飾ったり、その前で瞑想やヨガをすることを習慣づけると、場所自体のエネルギーが聖なる性質を帯びて、身近なパワースポットになるとか。

部屋の中は、自分の心の状態と無関係ではないようで、忙しくしていると汚れがたまってきます。新しく何かを足す、というよりも月の欠けていくこの時期は生活空間を掃除して（とくに水拭きが効果大）、清められた空間にお香を焚くことも手軽な厄払いになります。

お風呂に塩を入れて入浴すること、いい涙を流すことも心の掃除です。

*とは言っても、ものごとは複雑な関係性の中で起きていますから、自己責任に偏りすぎて物事を見るのは極端ですし、人智を超えた例外もあります。

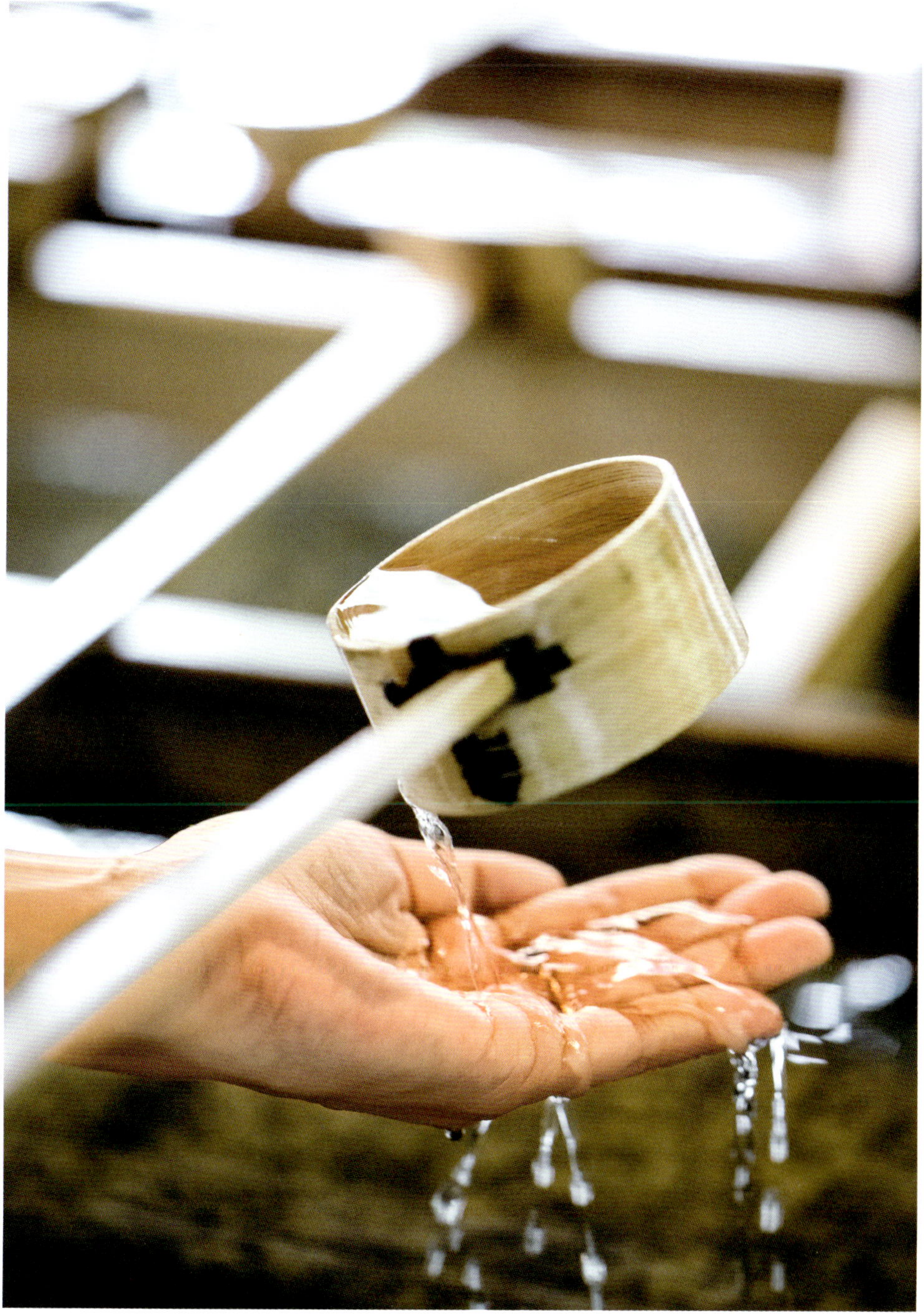

column 3

収穫を味わう
満月のオージャスドリンク

上の子を産んだ後、バリ島にあるアーユルヴェーダの養生施設に行きました。卒乳した後だったので、デトックスではなく産後の疲労感を総合的に改善するプログラムを受けました。消化にやさしいでき立ての食事、毎日のシーロダーラ（額に油をたらす療法）、アビヤンガ（頭部を含む全身のオイルケア）などを含むやさしいお手当てを受けて、寿命が伸びたような気がします。

帰国前のコンサルテーションで、ドクターがすすめてくれた飲み物がオージャスドリンク。しっとりした甘味が組織を潤し、年とともに乱れがちなヴァータを沈静化する滋養強壮効果のある一杯です。

満月は、蒔いた種を刈り取る収穫祭の時期に当たります。感謝の心を添えて、おいしい飲み物を味わってください。

[材料*]（一人分）

牛乳（豆乳やアーモンドミルクなど好みのミルク）…200ml

ギー（精製したバターオイル）…小さじ1

生はちみつ…適量

デーツ…2〜3粒（種を取りのぞき、細かく刻む）

アーモンド…10粒（一晩水につけて皮をとる）

カルダモン粉末…ひとつまみ

（あれば）サフラン…3本

[作り方]

1　小鍋に生はちみつを除いた材料を入れて中火にかけます。

2　沸騰する寸前で弱火にし、3分ほど加熱します。飲めるくらいの温度まで下がったら生はちみつを加え、泡立て器でフォームができるまでかき混ぜます（加熱した後にすべての材料を高速ブレンダーに入れ、なめらかになるまで攪拌しても）。

＊週に3回を目安に空腹時にどうぞ。いろいろな作り方がありますが、上にある材料から優先順位が高くなります。手に入りにくいものは気にせず、あるもので作ってみてください。

part 5

下弦の月～
新月の頃のヨガ

リラックス・黄体期後半は徐々にお休みモードへ

周期後半のホルモンは、エストロゲンが低下した後二度目のピークを迎え下降、上昇したプロゲステロンも妊娠不成立に気づいた後は低下し、赤ちゃんのベッドとなる子宮内膜も徐々に変質します。プロスタグランジンの働きで、子宮内膜の排出＝生理が始まるというサイクルです。

排卵後に受精すれば5日～6日後に子宮内膜への着床が始まり、約12日後には完了するため、このデリケートな時期のからだは起こりうる妊娠に備えて「休む・蓄える」モードに。

便秘やむくみ、疲れやすさなどの、どうもいまいちな自分に思いやりの気持ちを手向け、早めの段階から心身の不快さをやわらげるようにケアしましょう。女性の多くは、この時期何かしらのＰＭＳを体験します。この時期に適度な運動をすると、ＰＭＳを軽くするといわれています。将来の貯金をするつもりで、元気なヨガの練習が合う人もいるでしょうし、疲れが出ている人は、床に近いところで行うヨガの練習をすると、精神的なＰＭＳ症状をやわらげるでしょう。自然の流れに寄り添って過ごしましょう。

呼吸を広げて、心地よさを感じる

全身を大きく広げたり、骨盤まわりのうっ血をとるポーズです。
自分が心地よいと思えるところを探しましょう。
呼吸を深めて身体感覚に意識を向けましょう。

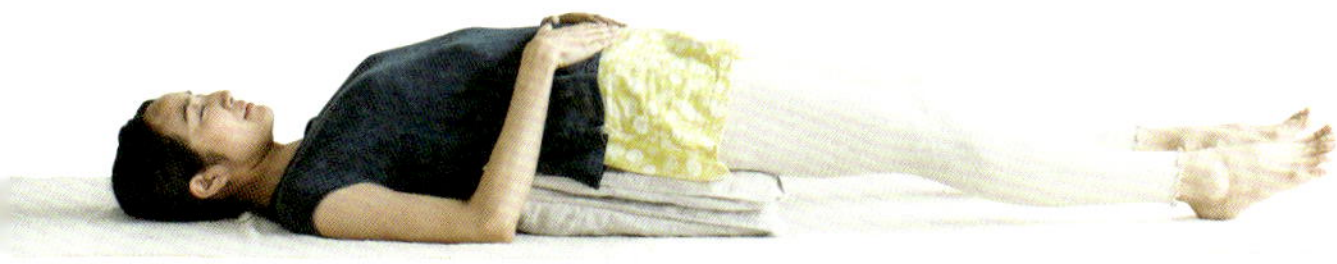

サポートされた橋のポーズ
…P.108

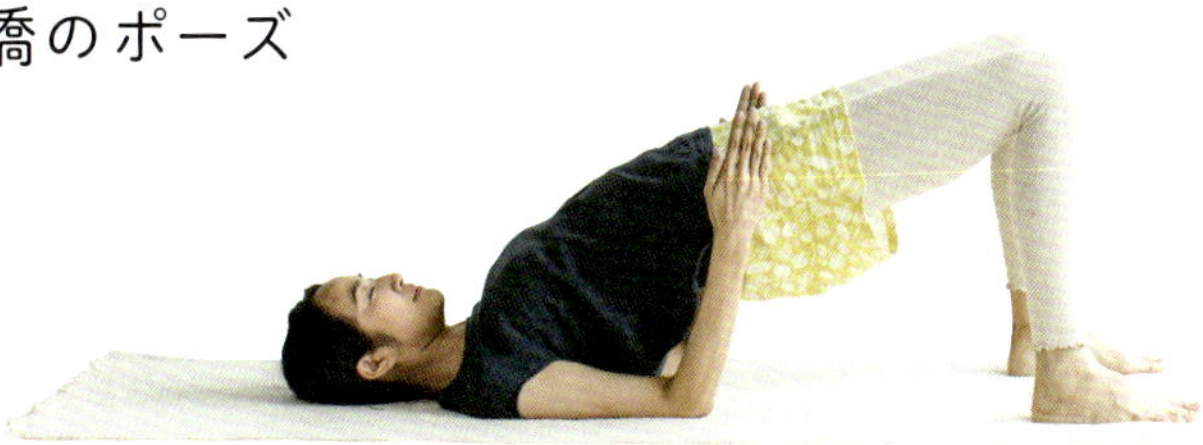

橋のポーズ…P.110

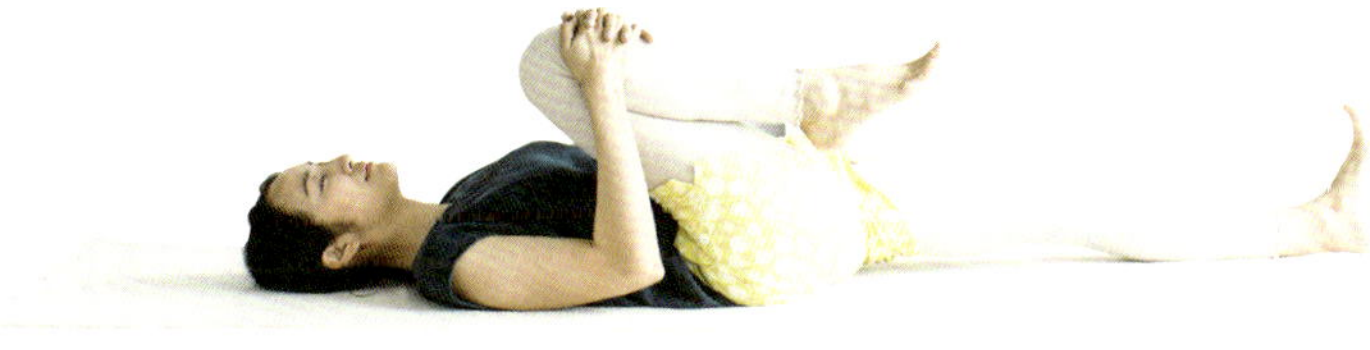

ガス抜きのポーズ…P.112

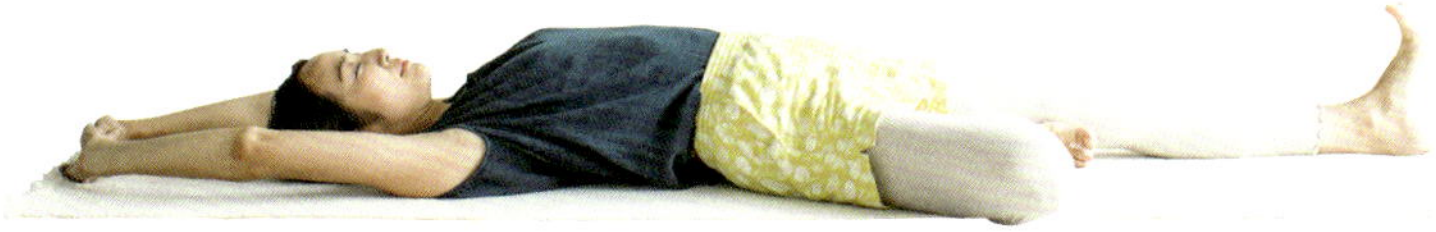

仰向けの木…P.114

リラックス・黄体期後半の
アーユルヴェーダの
エネルギー
ピッタ［火］

黄体期はピッタというエネルギーが優勢になってくる時期で、熱い、鋭い、ぎらぎらした、軽い性質があります。からだが温かくなり、妊娠しているかもしれない受精卵を守るためにエネルギーを蓄え、体重が増えるのも自然なこと。月経が近づく黄体期後半は、ホルモンも低下していくので疲れやすくなりますし、陰性の感情が表面化しやすくなりがちです。イライラの要素を減らして、自分が機嫌よく過ごせる要素を増やしてみます。無理をためすぎず、気をつかうことから離れてみましょう。火は水で中和されるので、みずみずしさ、こころが潤うことを選べるといいのです。自分がくつろげることに時間やエネルギーを使いましょう。適度に甘いものを食べることもすすめられます。

過去にバランスをとっていたことが、「自分だけ我慢していた」「頑張ってきたのに」という感情がホルモンのカバーが剥がれたのと同時に表面化した、という見立てもできます。物質的なエネルギーは、汗や便、尿として排泄されますが、精神的なエネルギーも自他を傷つけない形で、消化・昇華できるとよいですね。

三つの性質（ドーシャ）

Vata
（ヴァータ）
風 ＋ 空

Pitta
（ピッタ）
火 ＋ 水

Kapha
（カファ）
水 ＋ 地

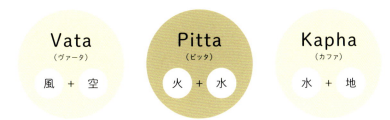

ピッタ体質の人は、中肉中背、目力がある、若白髪になりやすい、肌が炎症を起こしやすい、下痢しやすい、集中力がある、意志の力が強い、正義感があるといった特徴があります。

アーユルヴェーダ的なこの時期の過ごし方

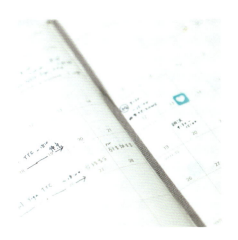

・リラックスモードに入る
・自分に甘く、やさしく
・心地よさを感じるくらいにからだを動かす
・刺激の強いもの、過激なものに偏らない
・余白をつくる

リラックス・黄体期後半 pose1

サポートされた橋のポーズ

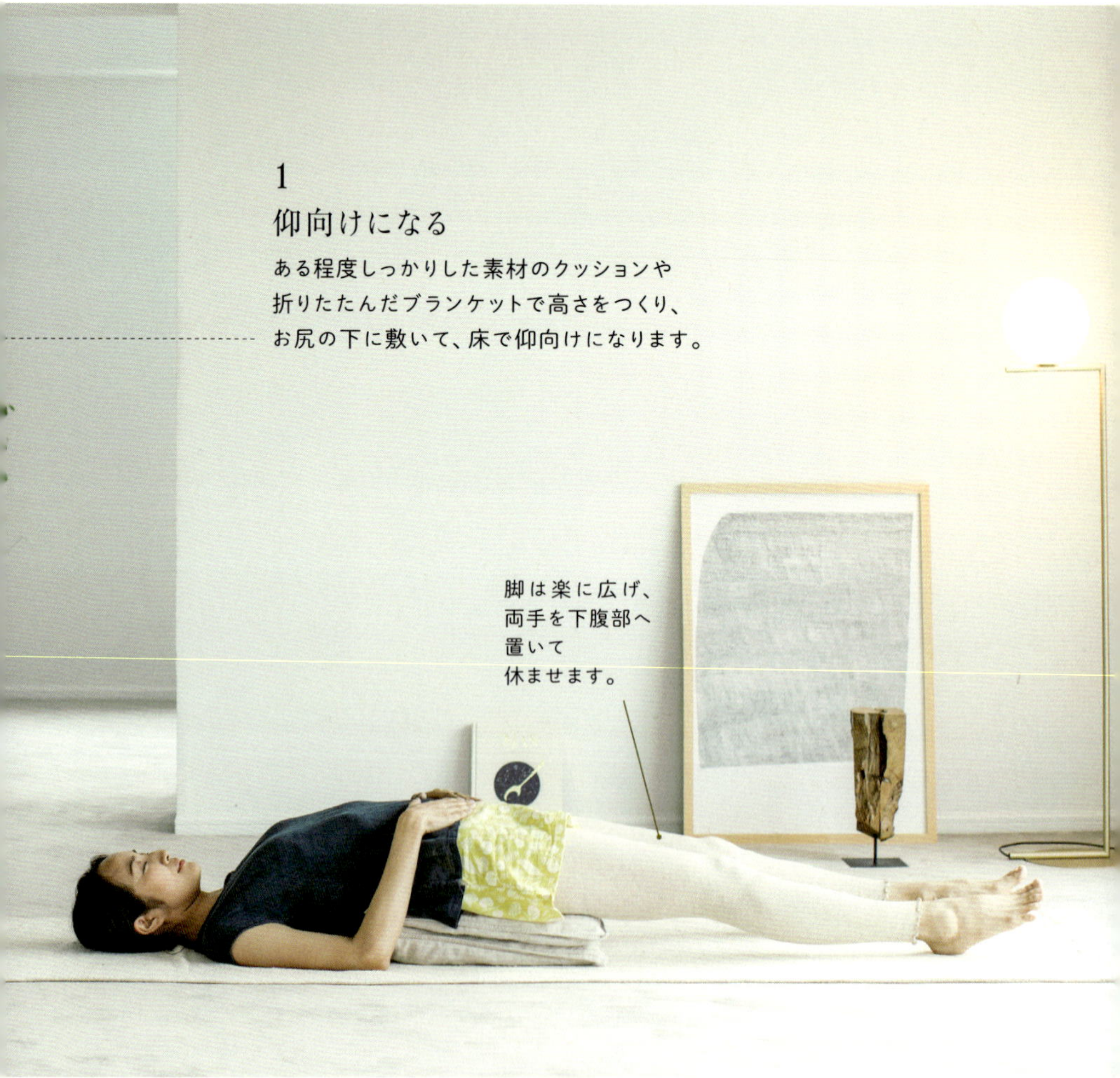

1
仰向けになる

ある程度しっかりした素材のクッションや
折りたたんだブランケットで高さをつくり、
お尻の下に敷いて、床で仰向けになります。

脚は楽に広げ、
両手を下腹部へ
置いて
休ませます。

・全身のストレッチ
・心身の余裕
・内なる静けさ
・陽から陰へ

意識するといいポイント

・2番で、顔の向きを右方向へ5呼吸、
左方向へ5呼吸、上へ5呼吸に変化させる。
・ポーズをほどくときはお尻を浮かせてクッションをどかし、腰を床に下ろす。両ひざを胸にハグして左右にゆらゆらさせてから、全身をほどく。

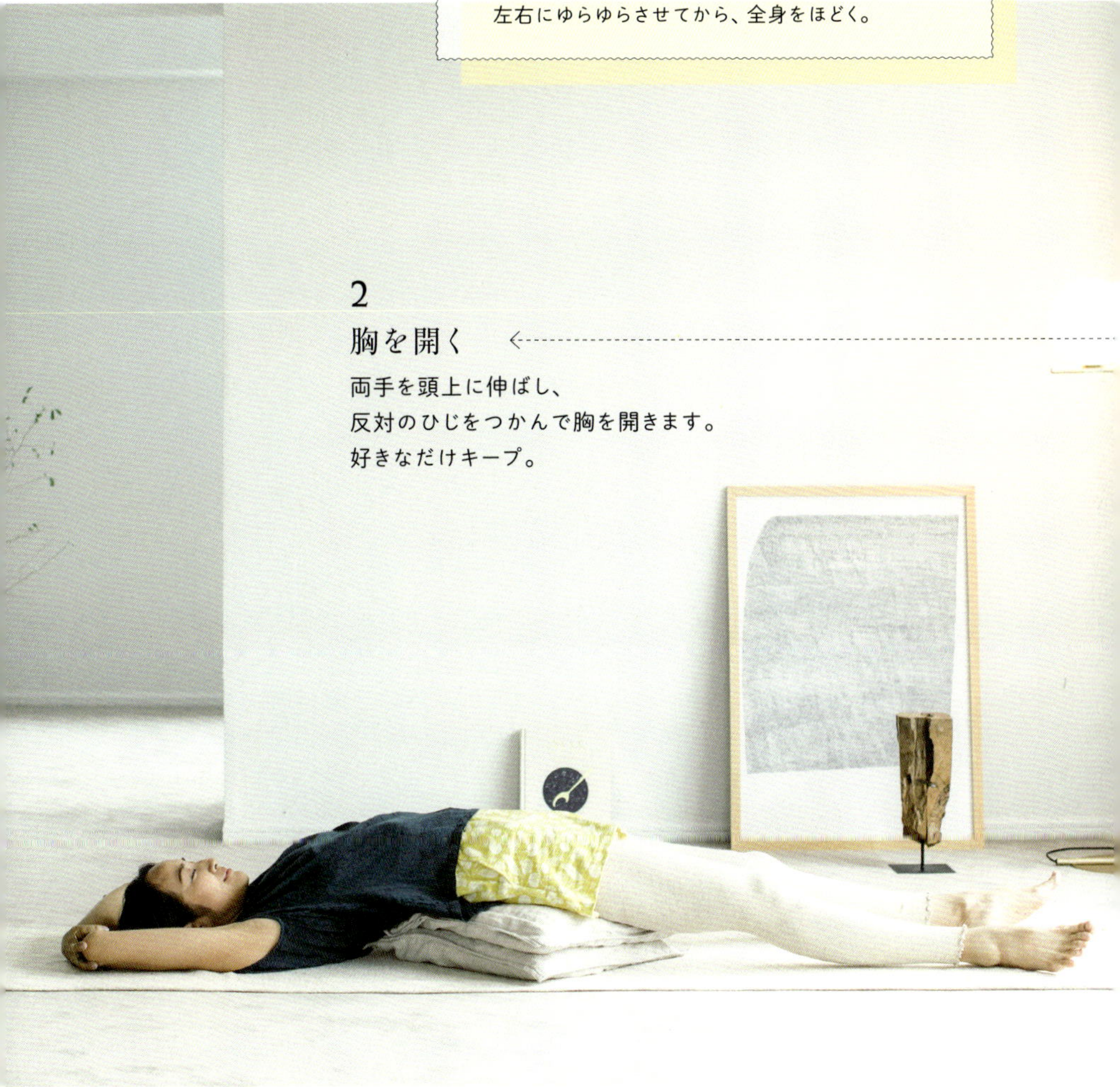

2
胸を開く

両手を頭上に伸ばし、
反対のひじをつかんで胸を開きます。
好きなだけキープ。

リラックス・黄体期後半　pose2

橋のポーズ

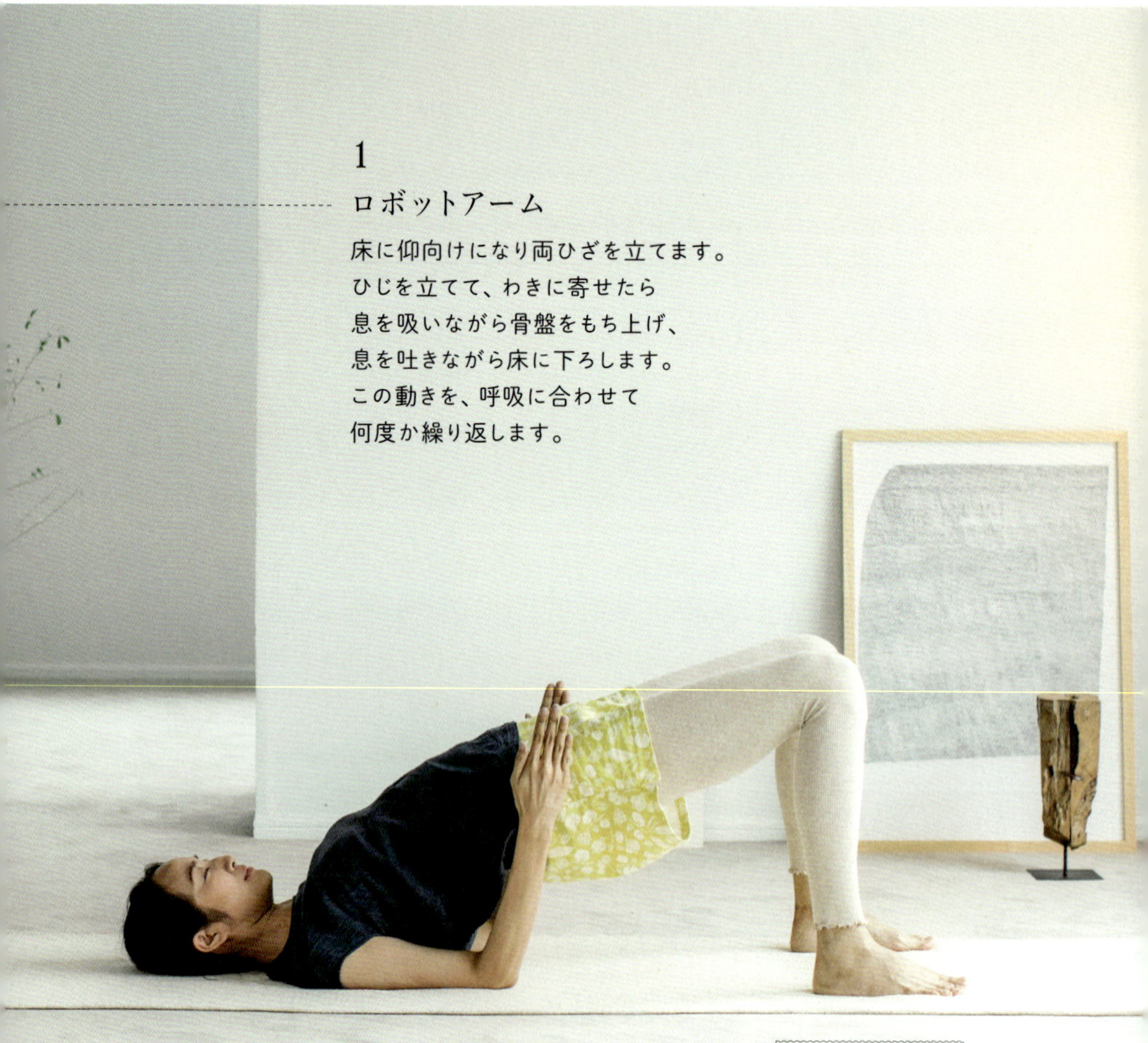

1
ロボットアーム

床に仰向けになり両ひざを立てます。
ひじを立てて、わきに寄せたら
息を吸いながら骨盤をもち上げ、
息を吐きながら床に下ろします。
この動きを、呼吸に合わせて
何度か繰り返します。

5〜10回を目安に、ゆっくりと。終わったらひと休みします。

pose

・骨盤域のめぐり
・下半身のうっ血
・骨盤調整
・首・肩のこり

意識するといいポイント

・左右の足は腰幅を目安に、
自分にとって安定するところへ。
・かかとの中心を力強く踏み込む。
・(息を吸う)骨盤の内側を泡立てるようにゆるめる。
・(息を吐く)子宮をハグするように
骨盤底筋と腹横筋を引き寄せる。

2

胸を開いてキープ

1と同じく骨盤をもち上げたら、
肩甲骨を背骨へ寄せて組み手をします。
腕とかかとを地面に押しながら胸を開き、
下腹部の動きを意識しながら数呼吸。

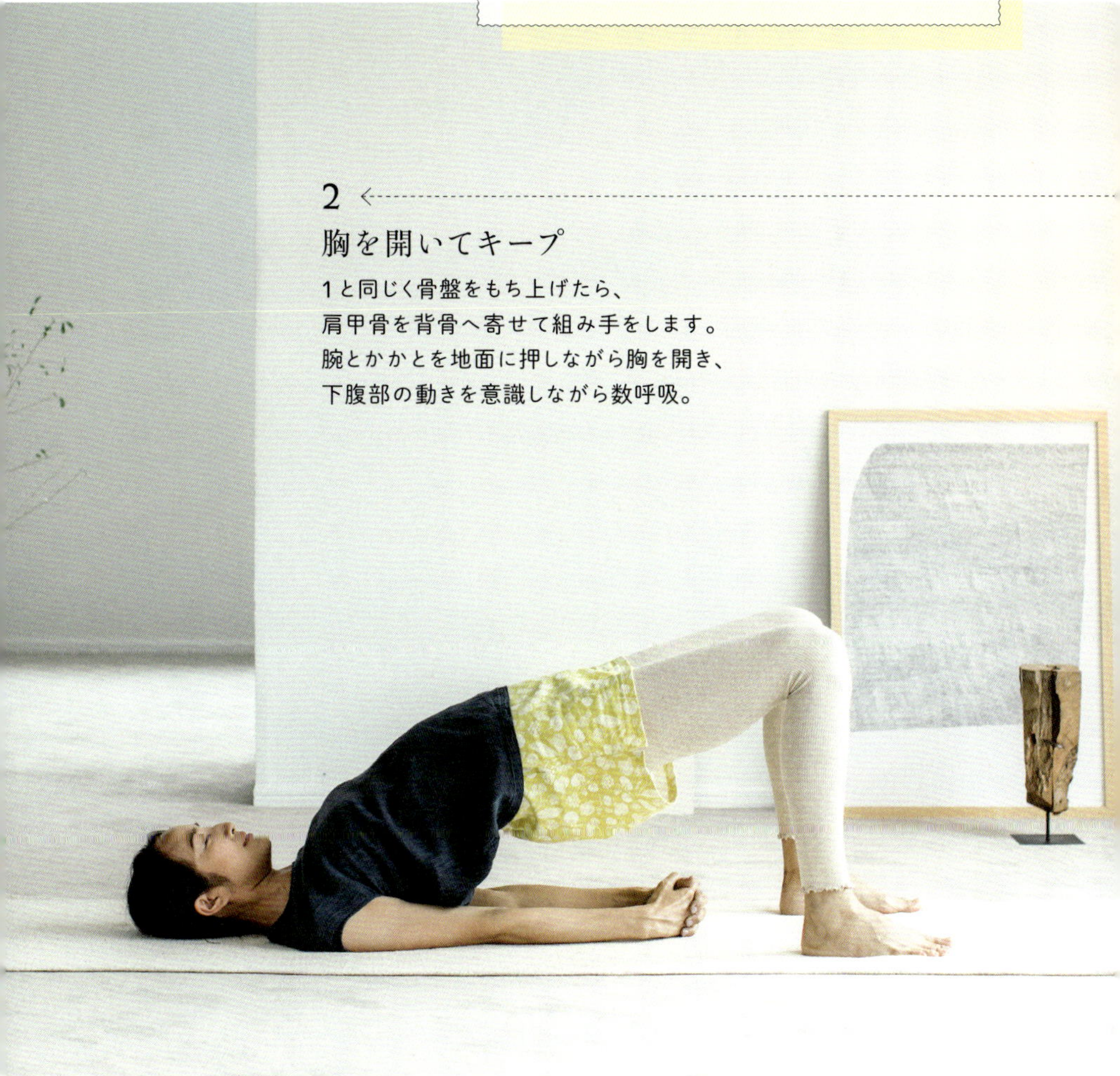

リラックス・黄体期後半　pose3

ガス抜きのポーズ

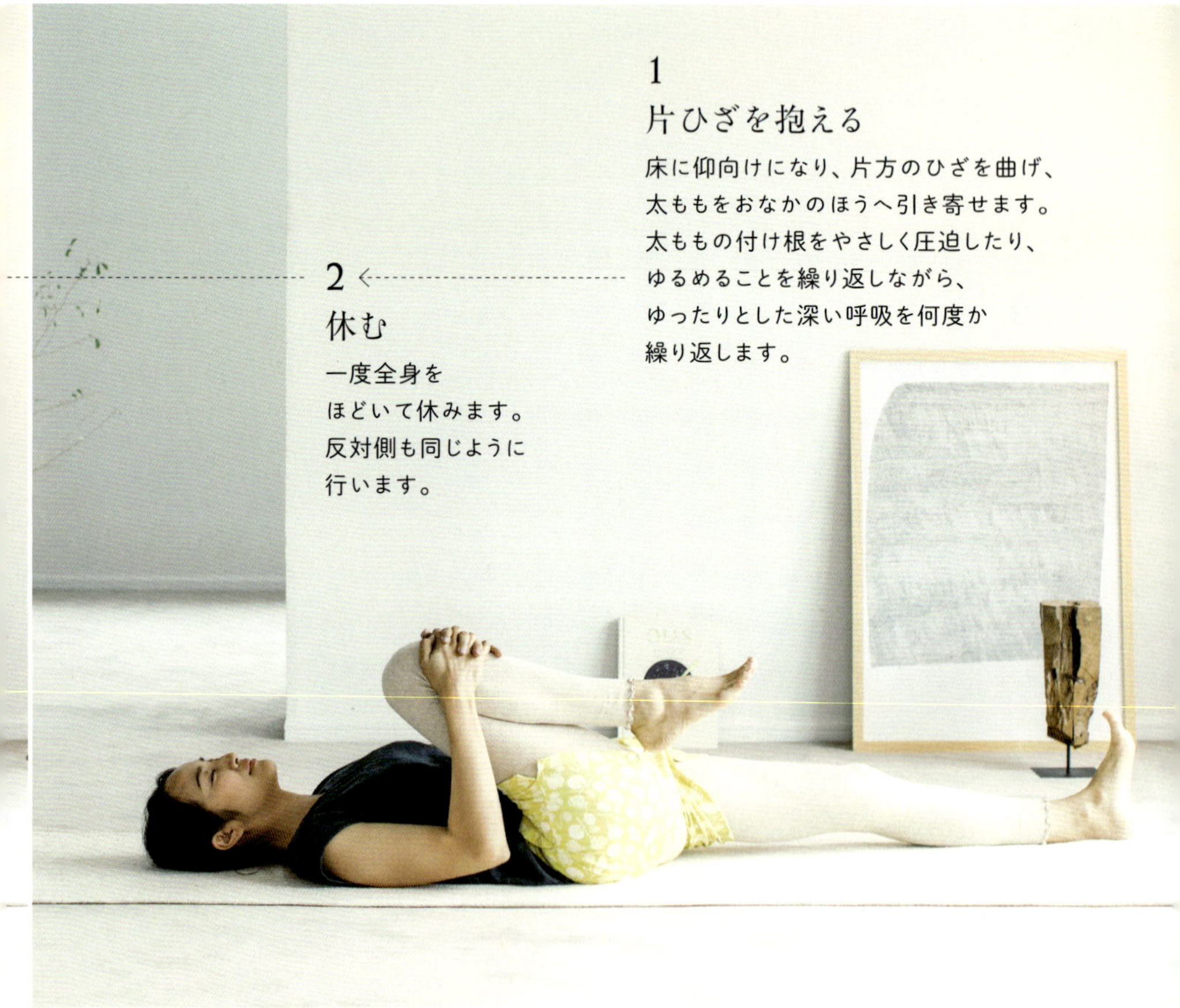

1
片ひざを抱える

床に仰向けになり、片方のひざを曲げ、
太ももをおなかのほうへ引き寄せます。
太ももの付け根をやさしく圧迫したり、
ゆるめることを繰り返しながら、
ゆったりとした深い呼吸を何度か
繰り返します。

2
休む

一度全身を
ほどいて休みます。
反対側も同じように
行います。

- 骨盤域のめぐり
- 下半身のうっ血
- 神経系の調節
- 消化・排泄
- 疲労感をやわらげる
- 快眠

意識するといいポイント

- 脚の付け根の圧迫と、
  終わった後のシャバーサナで感じる開放感。
- 骨盤の内側を泡立てるような、
  深いところに染みていく呼吸。
- ひざの向きを胸のあたりや、わきに寄せたりすると、
  動きを感じる部位が変わります。

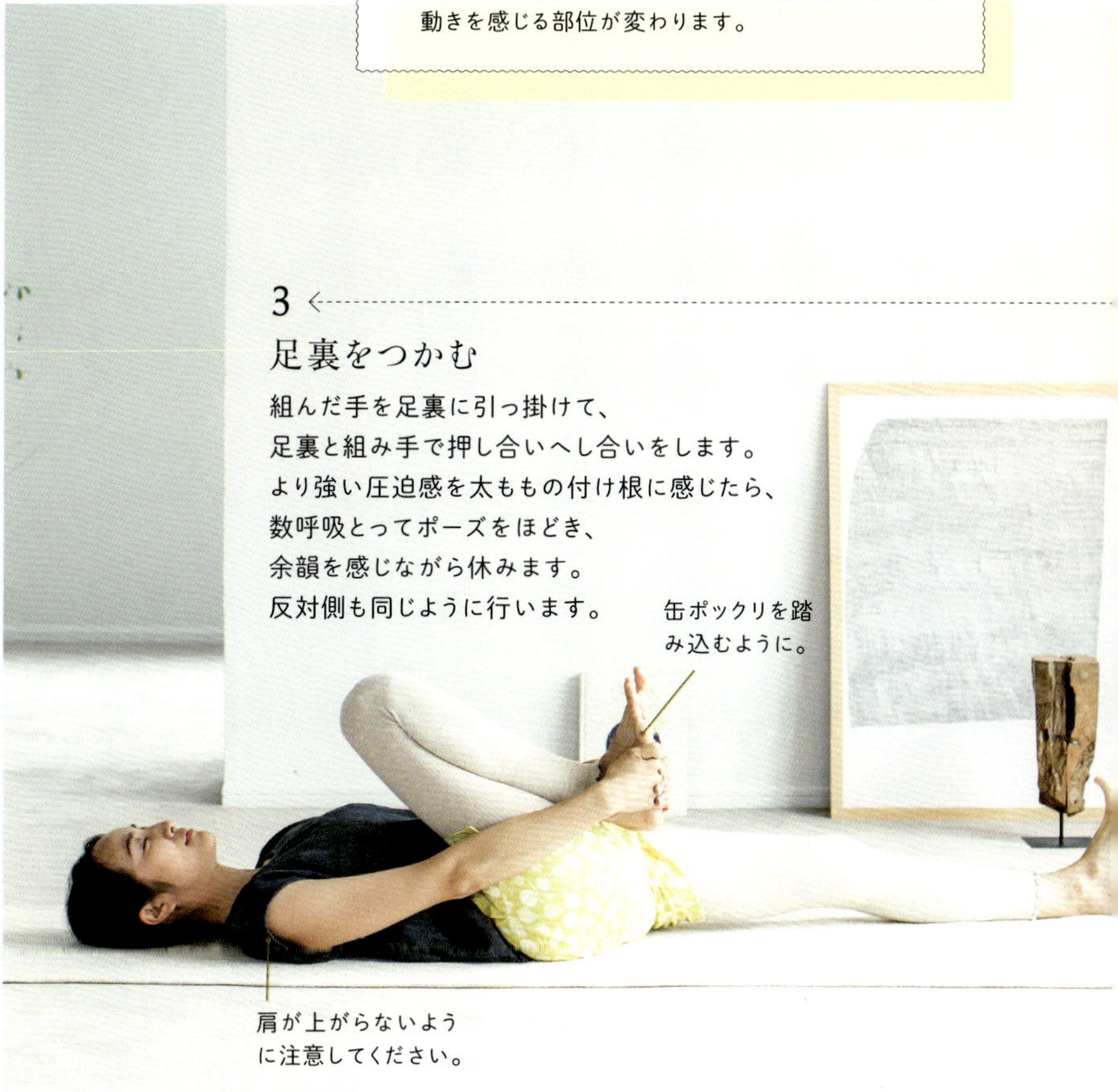
缶ポックリを踏み込むように。
肩が上がらないように注意してください。

3
足裏をつかむ

組んだ手を足裏に引っ掛けて、
足裏と組み手で押し合いへし合いをします。
より強い圧迫感を太ももの付け根に感じたら、
数呼吸とってポーズをほどき、
余韻を感じながら休みます。
反対側も同じように行います。

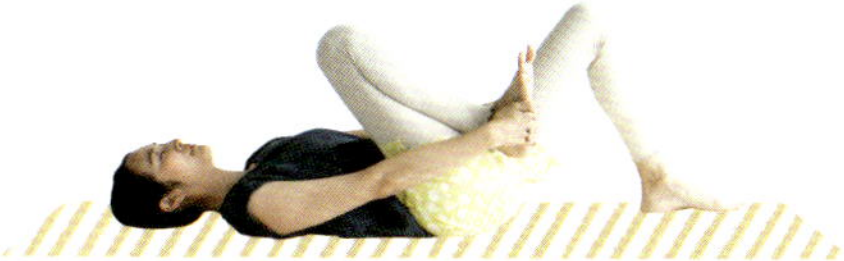

Variation Easy
反対のひざを立てる

片ひざを曲げると、
3のポーズがとりやすくなります。

リラックス・黄体期　pose4

仰向けの木

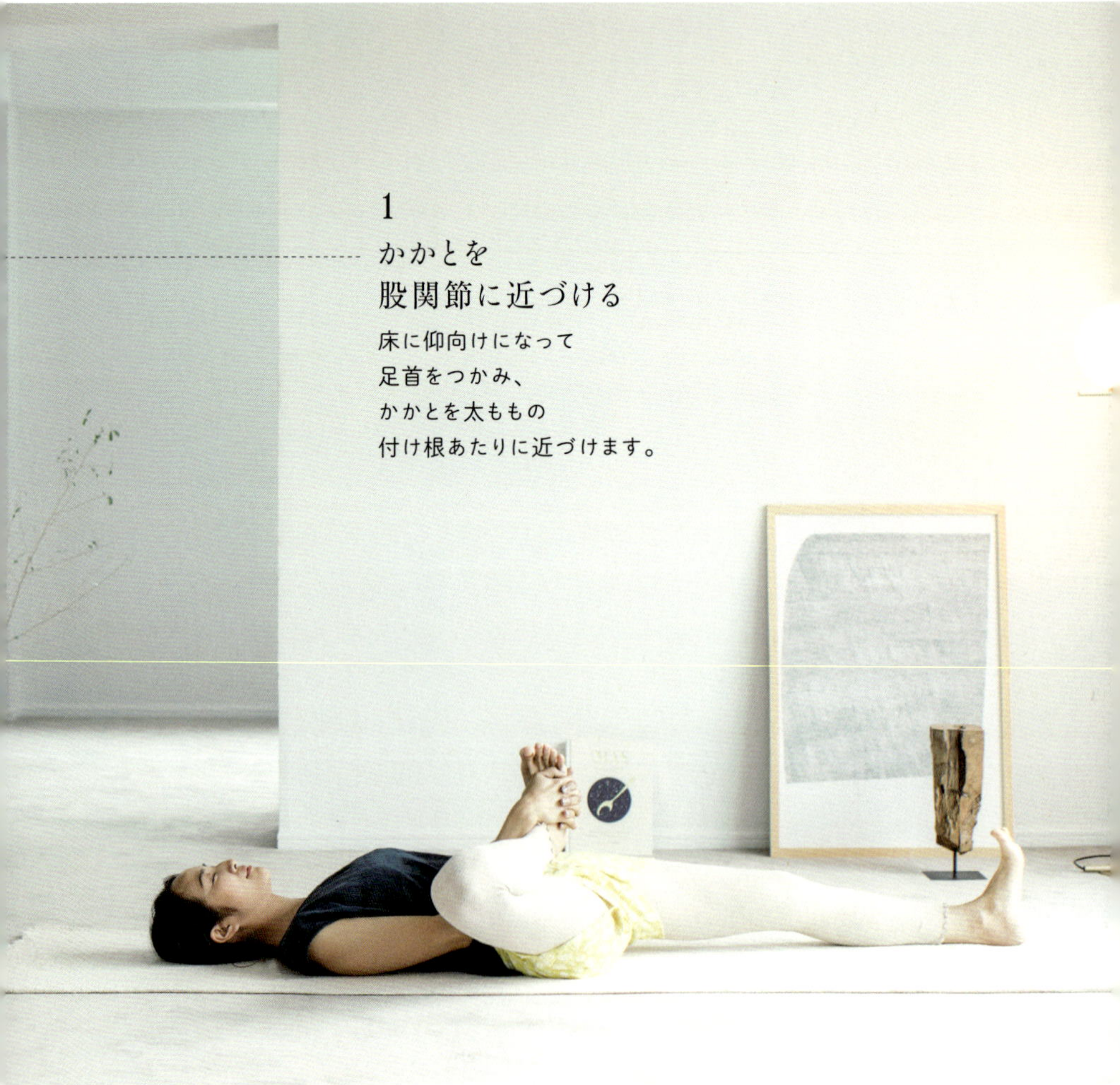

1
かかとを股関節に近づける

床に仰向けになって
足首をつかみ、
かかとを太ももの
付け根あたりに近づけます。

・股関節を開く
・重だるさがやわらぐ
・リフレッシュ
・全身を大きく伸ばす

意識するといいポイント

・骨盤のあたりを中心に呼吸を広げるイメージ。
・伸ばした脚の足首を曲げ、かかとの内側、親指の付け根を押し出す。
・首・あご・肩などの緊張しやすい部分をリラックス。

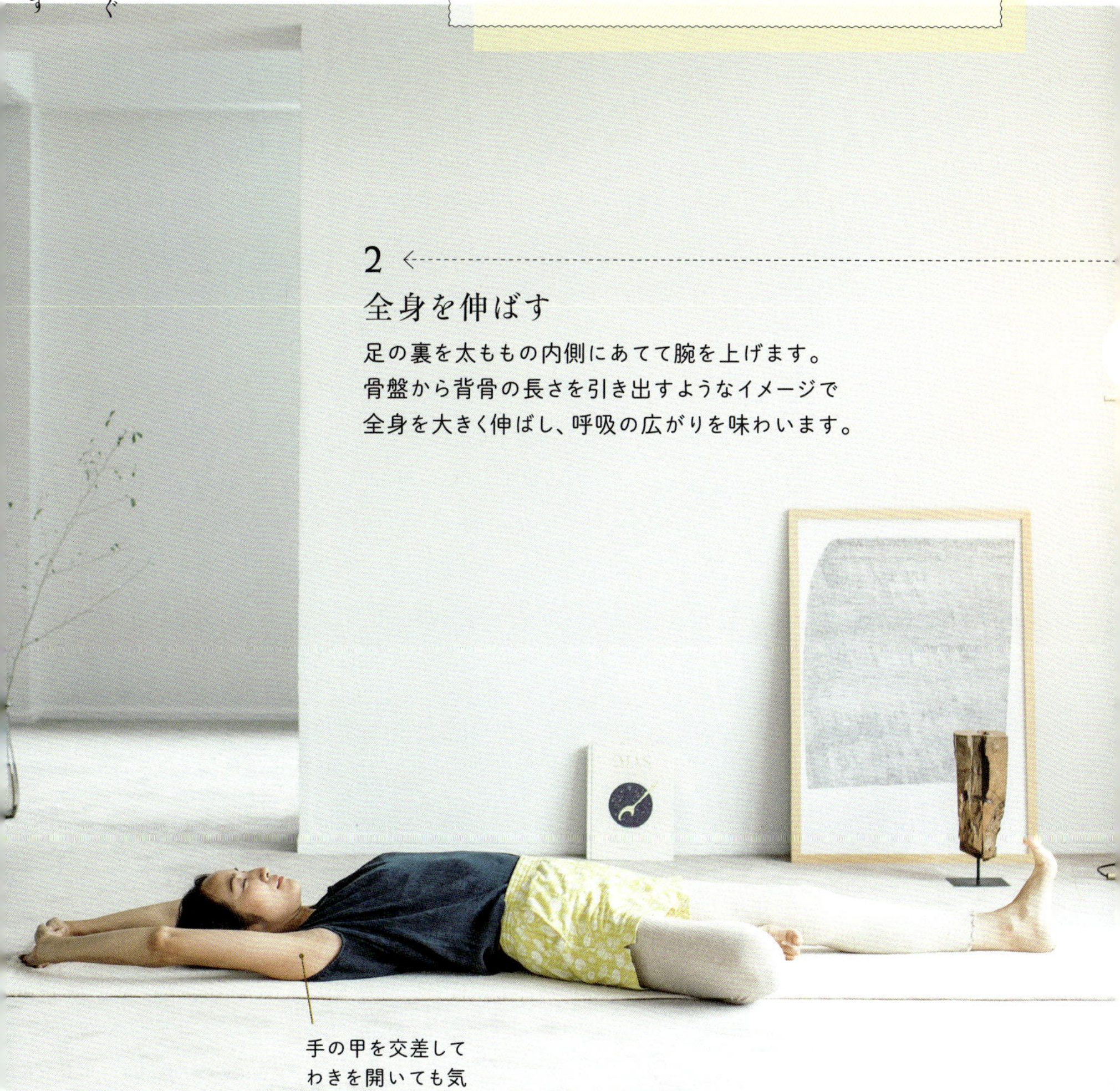

2
全身を伸ばす

足の裏を太ももの内側にあてて腕を上げます。
骨盤から背骨の長さを引き出すようなイメージで
全身を大きく伸ばし、呼吸の広がりを味わいます。

手の甲を交差して
わきを開いても気
持ちがいいです。

tips 1

ぎゅうぎゅうにしない、余白をつくる

本を通じて、またクラスやワークショップなどで、ヨガやアーユルヴェーダを基本にしたセルフケアをお伝えしているのですが、そもそも教えの元になっている時代や文化背景が違います。部分ではなく全体の流れとともに生きていますから、アーユルヴェーダのオイルマッサージをしたらお風呂掃除を、ヨガの練習をするなら早起きして、段取りよく家事も回さないと物事が回りません。ヨガの練習をしているときに絡んでくる子どもに「あっちへ行って！」と怒鳴りつけ、パートナーにプリプリしていては、何のためのヨガなのかわからなくなります。

聖者たちの教えを尊重しながらも、社会の中で生きる私たちにとって、何が今の自分のフェーズに役立つかを気楽な態度でああだこうだするのもいいかな、と最近思います。私自身、少しそんなところがあるのですが、オタク気質の人が「正しい食べ物」や「生活習慣」を学習することで、日常のさまざまな場面が「しなければならない」に影響され、幸せであるための手段である知識が新たな問題の種になってしまうことがあるような気がします。さらには、自分が採用したルールを守っていない人や場所を否定する気持ちも微妙に生まれてしまったりして……。生理学的にもパフォーマンスのよい状態から遠ざかってしまうのです。

そういった意味で、生真面目な人ほど、いい人であることや、マイクロマネージメントすることを、ときには手放してみてください。実際の自分はどう感じて

week 35

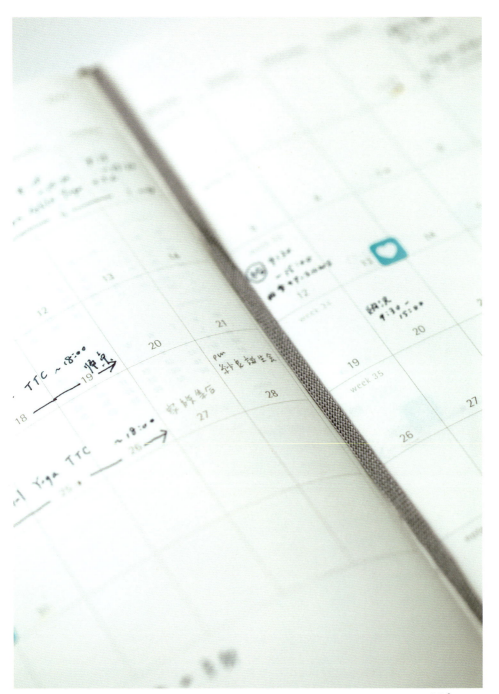

いるか、何がしたいのか、からだの感覚は喜んでいるか、など内なるコンパスに照らしてみます。場合によっては正しさを手放し、行列のできているラーメン店で餃子セットをつけてビールを飲んでみたり、子どもの行きたがっているファストフード店で食事を楽しむことがより幸福の拡大につながる場合もあるでしょう。自分の本質は大きくて自由で、健やかだということを信頼してみましょう。

　月のスケジュールを組むときも、全部ぎゅうぎゅうに埋めるとアクシデントが起こりやすくなります。意識的に中身を減らし、余白をもつことで、現実の中で起こることに適切な反応がしやすくなります。一日の中でも、予定と予定の間にゆっくりトイレに行ったり、お茶を飲んだりできるくらいの時間をとり、深呼吸を味わいましょう。そして満月や新月のタイミング、自分の月経周期を記録することで、リズムが整っている方は、次の月経が予測できるでしょう。不調が月経前に出やすいタイプの方だったら、その時期は無理をしないように予防します。月経前は、ピッタ（火）のエレメントが優勢になりやすく、無理や我慢などがたまることでイライラが爆発しやすくなるのです。ぎゅうぎゅうに建物が集まっている所では隣の建物が近く、火事は燃え広がりやすいものです。物理的に一人でのんびりする時間、心にみずみずしさを与える時間が少なすぎる女性は多いもの。繰り返すパターンから学び、工夫することで少しずつうまくやっていけます。

tips 2

頭をゆるめる

子どもが小さいので……というのは言い訳かもしれませんが、美容院に行ったり、朝、髪型をセットしたりする時間が少なくなりがちです。伸びてきた髪をぎゅっとまとめて過ごす時間が長いと、頭皮が引っ張られて緊張しますし、パソコン作業の日は目が疲れたり、あごにも力が入ってしまいます。

寝る前に、束ねていた髪の毛をほどきブラッシングして分け目の何か所かに自家製のエッセンシャルオイルのアロマスプレーをシュッとします。指の腹を使って、頭皮や首の付け根のあたりをやさしくもみほぐすようにしながら、少し顔を上に向けます。顔（リップも！）をしっかり保湿した状態で「ア・イ・ウ・エ・オ」と口を大きく開けて表情筋をストレッチ。鏡の中の自分に「今日も一日お疲れさま」と声をかけたり、ニコッとしてみることを試してみてください。

アロマスプレーは市販のものでもローズやネロリなどの芳香蒸留水でもよいのですが、小ぶりのスプレーボトルに水と好みのエッセンシャルオイルを数滴加えて振ったものを使っています。ひんやりした爽やかなハッカ油を薄めたものが暑い季節のお気に入りですが、ローズマリーも頭がシャッキリしますし、濃い目に抽出したカモミール茶やトゥルシー茶などもいいです*。アーユルヴェーダでは、首から上は温めすぎないほうがよく、シャンプーするときはややぬるめのお湯で、また皮脂腺から出る自然な油分を奪いすぎないことをすすめています。

*毎回使用する前によく振って、冷蔵庫で保存してください。

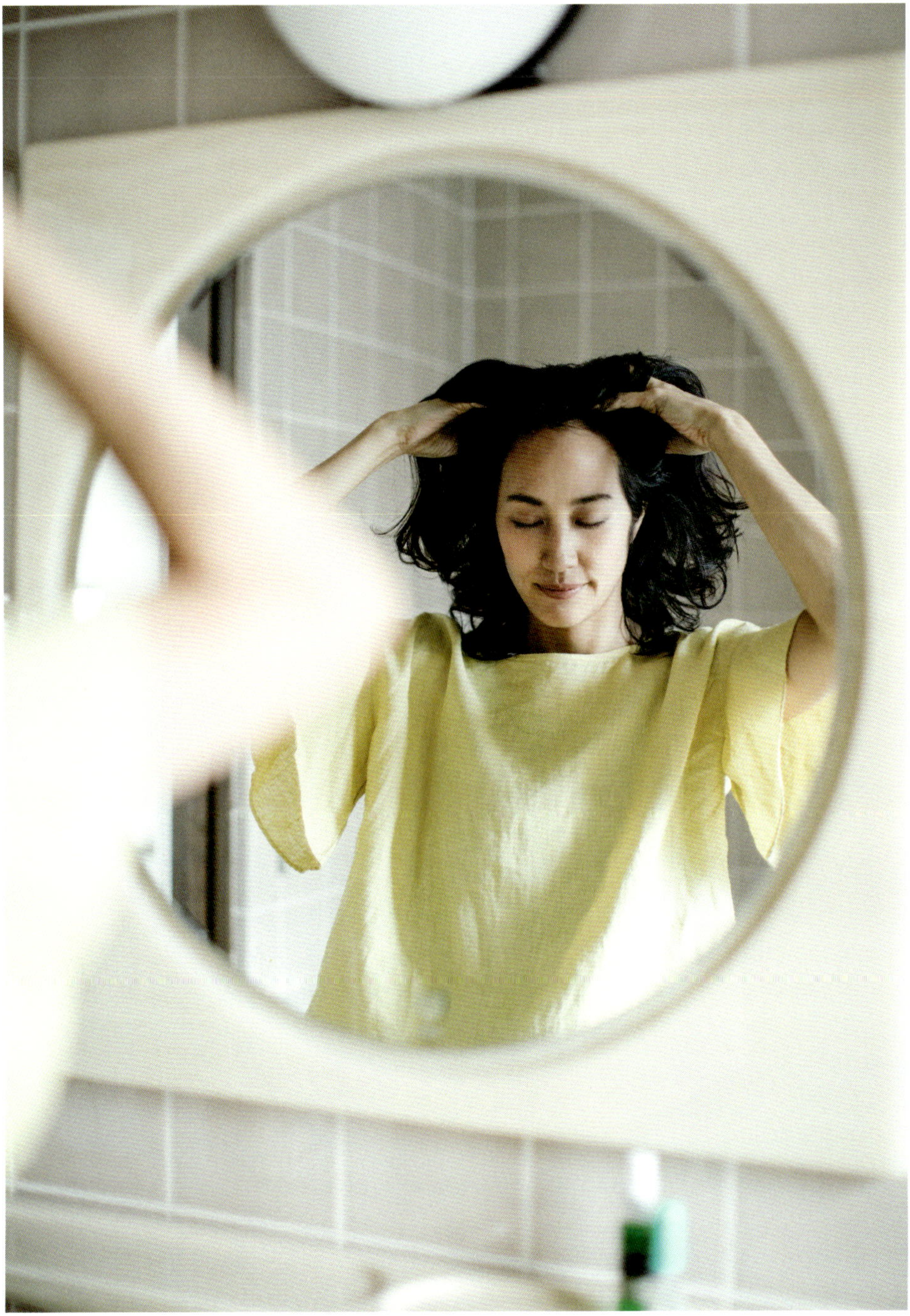

epilogue

最後まで読んでいただき、ありがとうございました。
女性ならではのバイオリズムに寄り添った
ヨガのポーズや呼吸法、瞑想などの練習を
提案させていただきましたが、
楽しんでいただけたでしょうか。

ひと昔前の日本では、
女性の地位は多くの地域でまだ低く、
昼も夜も「おーい」と呼ばれていました。
働きづめだった女性たちが唯一休むことができるのは、
月経時と出産時だけだったそうです。

女性の参政権が認められたのも、
人工妊娠中絶が合法化されたのも
戦後になってからのことですし[*1]、
妊娠や出産について、自分の生き方について
主役である女性の側に選択肢がほとんどなかった時代は、
つい最近までだったのかもしれません。

つくっておいてなんですが、
本という物質を通じて生き生きとしたヨガを説明するのは、
難しい部分がどうしてもあります。
また、「月のヨガ」が対象にしている私たち女性は、
十把一絡げにはできないほど、
もともとの個人差もありますし、
それぞれが抱える事情も異なります。
加えて月ごとにホルモンの変動があるので、
いつも同じような状態ではありません。

そういった「安定していないから」という理由で、
これまでに行われてきた生物医学研究では、
メスの実験動物や女性被験者が圧倒的に少ないという
事実があるそうです[*2]。

ゆらぎとともに生きている女性に託された月経というしくみ、
新たな命を身ごもることについては、
内的・外的な要因が複雑に絡み合っています。
自然を人間がコントロールすることができないように、
これらを完全に管理下に置くことはできません。

だからこそ、投げやりにならず、自分の側でも、
普段からからだの様子を気にしてあげてください。
医療も上手に利用して、婦人科検診などを受けてください。

前向きな選択を重ねること、自分を大切にすることを
選ぶことは、自然の結晶である私たちのからだに

もともと備わっている、バランスを回復する力にエールを
送るような、前向きな努力であると思うのです。

この本の中に、無理をせず、楽しんでできそうな
ヒントがあったら、どうぞ試してみてください。

最後にもう一つ、私たち永遠の女子が大好きな、
お金も時間もかけずできること。

一日のおわりに、「おつかれさま」「よくやってるよ」と
自分にねぎらいの言葉をかけることを、
どうぞやってみてください。
どんな状態の自分でも、まるっと愛してあげてください。

そんなふうに、一番身近な存在である自分自身との間に、
フレンドリーな関係性を結ぶことは、目に見えない形で
私たちの力になってくれます。

私たち女性が、
自分のからだの声を信頼することを選び、
内なる思いやりやさしさ、穏やかな生活を
愛する心に基づいて生きることを始めたら、
その力は男性や、性別にとらわれない人たちも
生きやすい方向へ社会を変えていくことに、
そして、未来の子どもや環境をよくすることにも
つながっていくような予感がしています……と、

最後に大きな願いを文字にしてしまいました。
でも、本当にそうなるといいな、と思っています。
もう新しい時代が始まっていますから。

このような機会を与えてくれた大和書房の松岡さん、
デザイナーの三木さん、フォトグラファーの和貴ちゃん、
ヘアメイクの舞子ちゃん、スタイリストの菜苗ちゃん、
この本はみんなの共同制作です。

＊1 女性の国政参加が認められたのが1945年12月、1948年優生保護法の成立によって中絶が合法化。
＊2 Nature Vol.464 p332-333 “Sex bias blights drug studies” Erika Check Hayden

いつも、手にとったときに
気持ちよい一冊にしてくれてありがとう。

そして、友人や家族、生徒さん、先生方、
そして目に見えないところで社会を支えてくれている
みなさまへ。
個々の名前をあげることはしませんが、感謝しています。
この本を手にとってくださったみなさまの
幸せをお祈りします。

いつもそこにある月とともに

サントーシマ香

サントーシマ香 さんとーしま かおり

ヨガ講師(RYT500)／アーユルヴェーダ・セラピスト。モデルや女優として活動していた慶應義塾大学在学中にヨガと出合い、2002年渡米。2005年全米ヨガアライアンス認定インストラクター講座を修了、その後インドのティラック・アーユルヴェーダ大学にて研修を受ける。2008年に拠点を日本に移し、各地でのワークショップ、テレビやラジオ、外国人ヨガ講師のコーディネイトや通訳、翻訳など幅広い分野で活躍。著書に『疲れないからだをつくる夜のヨガ』『一日の体調を整える 朝のヨガ』(大和書房)、『おやすみヨガ』(学研プラス)、『カラダがかわるたのしいおうちヨガ・プログラム』『DVD付 心を整える リラックスおうちヨガ・プログラム』『DVD付 マタニティから産後まで使えるおうちヨガプログラム』(高橋書店)、『DVDつき サントーシマ香のやさしいムーンサイクルヨガ』(主婦の友社)などがある。

サントーシマ香　http://www.santosima.com

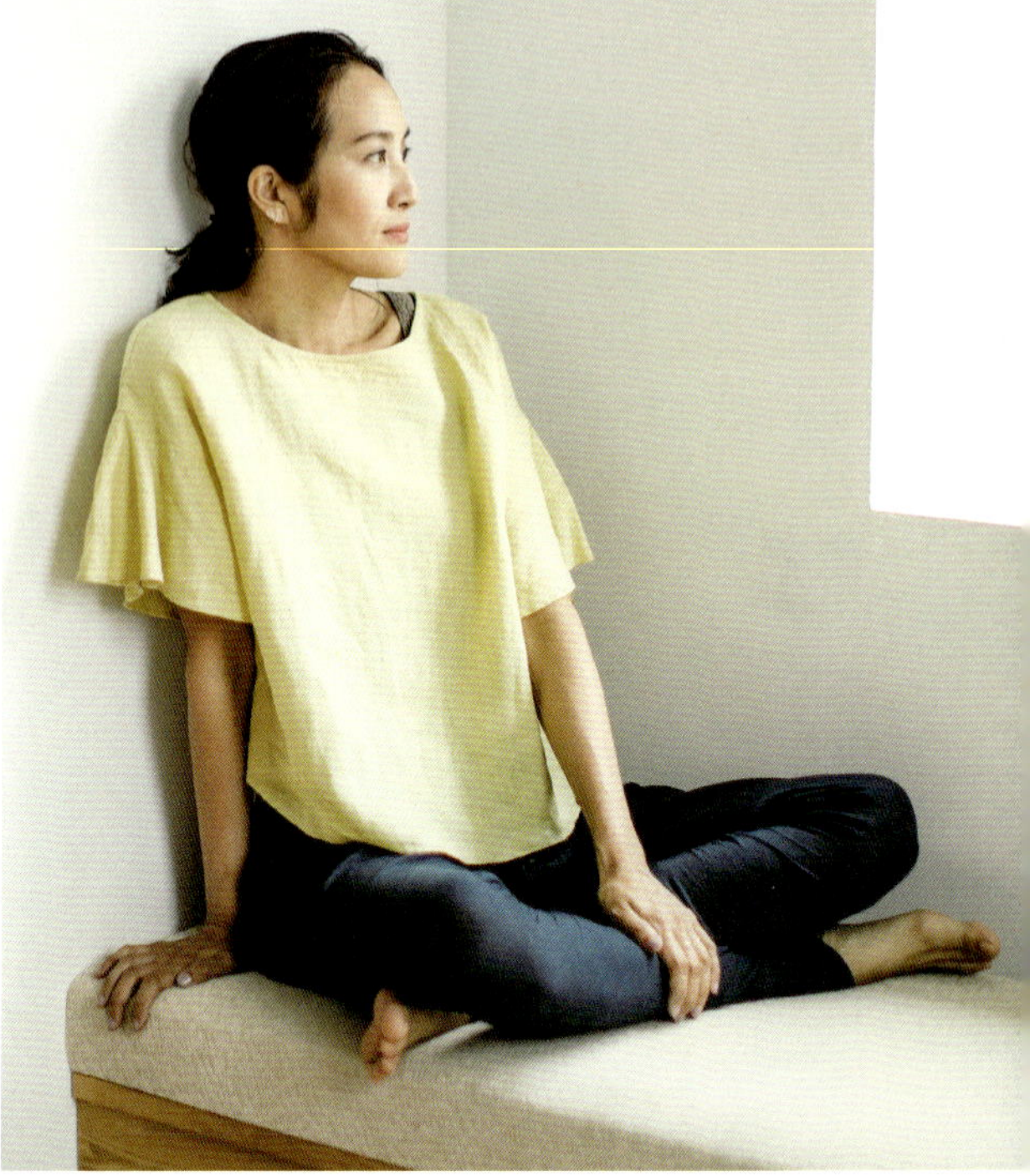

デザイン
三木俊一＋廣田 萌(文京図案室)

撮影
濱津和貴

ヘアメイク
青木舞子

スタイリング
前山菜苗

校正
飯田満枝

一生もののセルフケア
月のヨガ

2019年11月 5 日 第1刷発行

著者
サントーシマ香《かおり》

発行者
佐藤 靖

発行所
大和《だいわ》書房
東京都文京区関口1-33-4
〒112-0014
電話 03(3203)4511

印刷
歩プロセス

製本
ナショナル製本

ISBN 978-4-479-78482-1

http://www.daiwashobo.co.jp